Augentraining

Das Buch

Was ist Augentraining? Und wie wirkt es? Eva Spitzer-Nunner gibt Antwort auf die Frage, wie wir *bewußt* sehen lernen und die Funktionsfähigkeit unserer Augen stark verbessern können. Ihr ganzheitlicher Ansatz besagt, daß erfolgreiches Sehtraining niemals ein Training der Augen allein sein kann, sondern immer den ganzen Menschen erfassen muß. Denn das Auge ist ein Teil des Körpers, der vom physischen und psychischen Gesamtzustand abhängig ist.

Zahlreiche praktische Übungen sowie ein Tagesplan zur Entspannung und Entlastung der Augen liefern ein umfassendes Programm an Möglichkeiten, besser sehen zu lernen. Mit ausführlichem Sachregister und Kontaktadressen.

Die Autorin

Eva Spitzer-Nunner, Journalistin und Autorin, leidet selbst unter starker Fehlsichtigkeit und praktiziert schon seit Jahren ein regelmäßiges Augentrainingsprogramm. Trotz minus 20 Dioptrien lebt sie ohne Brille.

Eva Spitzer-Nunner

Augentraining

Besser sehen kann man lernen

Econ Taschenbuch Verlag

Econ Taschenbuch Verlag 2000
Der Econ Taschenbuch Verlag ist ein Unternehmen der
Econ Ullstein List Verlag GmbH & Co. KG, München
5. Auflage 2000
© 2000 by Econ Ullstein List Verlag GmbH & Co. KG, München
© 1992 by Econ Verlag, Düsseldorf
Umschlagkonzept: Büro Meyer & Schmidt, München – Jorge Schmidt
Titelkonzept und Umschlaggestaltung: Petra Soeltzer, Düsseldorf
Titelabbildung: Michael Keller/The Stock Market
Die Ratschläge in diesem Buch sind von Autorin und Verlag sorgfältig erwogen
und geprüft; dennoch kann eine Garantie nicht übernommen werden. Eine Haftung
der Autorin bzw. des Verlages und seiner Beauftragten für Personen-, Sach- und
Vermögensschäden ist ausgeschlossen.
Druck und Bindearbeiten: Ebner Ulm
Printed in Germany
ISBN 3-612-20658-3

Inhalt

Vorwort

Dieses Buch will Ihnen eine Methode des Augentrainings vermitteln, die auf zwei Grundlagen beruht:

1) Erfolgreiches Augentraining kann niemals Training der Augen allein sein, sondern muß immer den ganzen Menschen erfassen. Das bedeutet, daß die Augen nicht als eigenständiges Organ angesehen werden, das zum Funktionieren gebracht werden soll, sondern als Teil des Körpers, dessen Wohlbefinden vom physischen und psychischen Gesamtzustand abhängig ist.

Der Zustand der Augen wiederum ist in so hohem Maß auch Resultat der Praxis des Alltags, daß spezifische Augenübungen allein bestenfalls kurzfristige Erleichterung und Entspannung bringen können, niemals aber eine Vorbeugung gegen Augenschäden darstellen, geschweige denn deren Heilung bewirken können.

Hier setze ich den erweiterten Begriff von Augentraining ein, nämlich Sehtraining, beruhend auf »bewußtem Sehen«, um die Arbeit, die Sie mit Augen, Körper und Psyche zu leisten haben, besser zu beschreiben.

2) Erfolgreiches Augen- bzw. Sehtraining soll so gestaltet sein, daß es im Alltag mehr und mehr auf Lebenseinstellung und Verhaltensweisen in der Art Einfluß nimmt, daß es Ihnen Freude macht, die für Sie und Ihre Augen belastenden und damit krankmachenden Faktoren und Automatismen aufdecken zu lernen

und durch entlastende und damit heilende Maßnahmen zu ersetzen, die auf einer neuen, geänderten Lebenseinstellung beruhen.

Dieses Buch will Ihnen helfen, sich den möglichen Ursachen Ihrer überanstrengten, vielleicht schon fehlsichtig gewordenen Augen zu nähern. Gleichzeitig vermittelt es Ihnen eine neue Art des Sehens: das »bewußte Sehen«.

Besondere Schwerpunkte liegen auf der Bewältigung der Probleme, die mit dem Verzicht auf Brille oder Kontaktlinsen entstehen und auf einer praxisbezogenen Übungsinterpretation, die dem Leser die Erfahrungen mehrjähriger Arbeit im Rahmen der 1. Wiener Sehtrainingsschule vermittelt. Von dort werden neue, wesentliche Elemente in die bisherige Sehtrainingspraxis eingebracht. Die »Wiener Methode« achtet beim Sehtraining vor allem auf die geistigen Ursachen von Augenüberlastung und versucht, Ihnen damit zu helfen.

Grundsätzliches zum Augen- bzw. Sehtraining

Was ist Sehtraining?

Bereits im Vorwort habe ich erwähnt, daß Sehtraining als erweiterter Begriff für Augentraining verstanden sein will: als eine *ganzheitliche* Möglichkeit, Einfluß auf seine Augen zu nehmen.

Warum ist man bei dem hohen wissenschaftlichen Stand der Schulmedizin von heute nicht schon längst auf diese Methode gekommen? Die Idee eines Augentrainings mutet recht neu an. Warum ist das so, und wie sieht dazu der Standpunkt der Schulmedizin aus?

Ich will versuchen, diese Fragen, die von Interessenten anfangs immer wieder gestellt werden, so gut es in diesem Rahmen möglich ist, zu beantworten.

Zum ersten: Die Idee des Augentrainings ist nicht neu. Es war der amerikanische Augenarzt Dr. William Bates (1860–1931), von dem als erstem bekannt ist, daß er den schulmedizinischen Standpunkt anzweifelte, es sei unmöglich, auf Fehlsichtigkeit Einfluß auszuüben.

Dr. Bates widmete sich der Erforschung einer möglichen Einflußnahme auf Fehlsichtigkeit und wies in einer Vielzahl von Beobachtungen an Patienten nach, daß eine solche Einflußnahme möglich ist. Er stellte die Theorie auf, daß die Verkrampfungen der willkürlichen Augenmuskulatur zu jener Deformation des

Augapfels führen, die für Kurz- bzw. Weitsichtigkeit charakteristisch ist.

Die Gültigkeit dieser Theorie konnte bisher nicht nachgewiesen werden, nachweislich aber ist, daß es möglich ist, Fehlsichtigkeit zu beeinflussen.

Auf den Grunderkenntnissen von Dr. Bates, daß das *Sehen* über das *Denken* bzw. *Fühlen* beeinflußt werden kann, basieren alle Methoden des Augentrainings, die bisher entwickelt wurden.

Ein zeitgemäßes Augentraining stützt sich auf die Basisübungen von Dr. Bates *(Sonnen, Palmieren, langes und kurzes Schwingen)*, wobei Palmieren das Bedecken der Augen mit den Handflächen bedeutet – erweitert durch die Fülle der in den letzten Jahrzehnten gewonnenen Erkenntnisse über die Möglichkeiten psychosomatischer Zusammenhänge bei Organerkrankungen.

Der offizielle Standpunkt der Schulmedizin in bezug auf das Auge schließt bei Kurz- bzw. Weitsichtigkeit den psychosomatischen Zusammenhang aus und sieht als ursächlichen Grund für Fehlsichtigkeit einen möglicherweise genetisch bedingten krankhaften Wachstumsprozeß des Augapfels an, der nicht zu beeinflussen ist.

Dr. Bates war der erste, der den Einfluß von Streß auf das Sehvermögen in seinen Beobachtungen nachwies. Psychische Überforderung, gleichgültig ob durch Gefühlsanspannung oder Reizüberlastung von außen bedingt, als ursächlicher Grund entstehender Fehlsichtigkeit – und die organische Veränderung des Augapfels gleichsam als Symptom – kann heute nicht mehr geleugnet werden.

Etwas über die Hälfte der Bevölkerung benötigt mehr oder weniger starke Sehhilfen (Brille, Kontaktlinsen). Einschlägige Literatur zeigt, daß eine Regenerationsmöglichkeit des Auges in vieler Hinsicht grundsätzlich möglich ist. Ein nachweislicher Erfolg aber z. B. bei der derzeit am häufigsten auftretenden Form von Fehlsichtigkeit, der Kurzsichtigkeit – gemessen in Dioptrien –, ist von einer ganzen Reihe rein subjektiver Faktoren abhängig.

Zunächst steht der schulmedizinische Standpunkt eines möglicherweise genetisch bedingten krankhaften Wachstumsprozesses bei Kurzsichtigkeit zur Diskussion.

Aber allein eine stärkere Gewichtung der Frage, warum es mit so zunehmender Häufigkeit zu dieser Form von Fehlsichtigkeit kommt, würde bei dem heutigen Stand des Wissens folgerichtig zur Berücksichtigung psychosomatischer Zusammenhänge führen.

Fortschrittliche Augenärzte, die in dieser Richtung denken, würden Augentraining als Gegenstand wissenschaftlicher Untersuchung gewiß ebenso begrüßen wie die Patienten selbst, die die Fragwürdigkeit der Sehkorrektur allein durch Sehhilfen zunehmend begreifen.

Meinen Informationen zufolge wird in Europa derzeit Augentraining schulmedizinisch nur bei schielenden Kindern eingesetzt. Ich kenne aber Ärzte, die teils in Privatsprechstunden, teils bei Workshops oder in Seminaren die Idee des Augentrainings in vieler Hinsicht bejahen und praktizieren.

Wobei zwei grundsätzlich verschiedene Standpunkte vertreten werden:

- Eine grundsätzliche Regenerationsmöglichkeit des Auges in vielerlei Hinsicht wird nicht in Frage gestellt, ebensowenig ein möglicher psychosomatischer Zusammenhang in bezug auf Sehstörungen; weiterhin wird der Bedeutung der positiven Beeinflussung der visuellen Wahrnehmungsfähigkeit große Beachtung geschenkt.

  Die Grenzen des Augentrainings werden durch die Grenzen des heutigen rational zu erfassenden Wissens gesetzt: Eine Heilung von Kurzsichtigkeit etwa wird für unmöglich gehalten.

- Der 2. Standpunkt hält eine Heilung für möglich, wobei zusätzlich zu den erwähnten Einsatzmöglichkeiten des Augentrainings auch eine Erweiterung in bisher rational nicht erfaßbare Möglichkeiten nicht ausgeschlossen wird.

Dazu gehört u. a. auch das in einschlägiger Literatur immer wieder beschriebene Erlebnis des plötzlichen »Scharf-sehen-Können« auch bei schwer Sehbehinderten. Dieses Erleben wäre nach heutiger schulmedizinischer Lehrmeinung nicht möglich.

Hier wären also Erklärungen in bisher nicht zu erfassenden Zusammenhängen zu suchen. Ich habe mit Menschen gesprochen, die dieses Erlebnis hatten. Und mehr noch: Es ist mir selbst nach über 3 Jahren Verzichts auf meine Kontaktlinsen ganz plötzlich auf der Straße passiert, daß ich Menschen, Geschäfte, Schilder, weit über die andere Straßenseite hinweg, scharf sehen konnte. Meine Augen waren ganz feucht geworden, es war, als würde sich vor meinen Augen in zitternden Wellen etwas gleichsam »zurechtschleifen«, das mich — so plötzlich — scharf sehen ließ. Dann »verzitterte« es wieder.

Dieses Erlebnis des plötzlichen »Scharf-Sehens« habe ich immer häufiger; manchmal gelingt es mir schon, es ein paar Sekunden zu halten. Warum sollte ich eines Tages nicht für immer scharf sehen können?

Ich weiß, daß es dafür noch keine schulmedizinische, keine rationale Erklärung gibt. Auch habe ich keinerlei Glauben an eine »Wunderheilung«. Aber ich habe an mir selbst, an meiner »Selbst-Ausheilung« aller organischen Erkrankungen erlebt, daß die Kraft des positiven Wollens ein möglicher Weg gegen Erkrankungen ist.

Mein Ziel ist es, über die Erfahrung Beweise zu sammeln für bisher Unerklärliches, um eine Erweiterungsmöglichkeit dort aufzuzeigen, wo das rein rationale Erfassen einen scheinbaren Endpunkt gesetzt hat.

Wo bereits Anfänge in dieser Richtung bestehen, möchte ich anhand von zwei Beispielen aufzeigen.

Beispiel 1: die Wirkung des *Placebo-Effekts* bzw. wissenschaftliche Untersuchungen zur Kraft der *Einbildung.*

Placebo ist die gezielte Nachbildung eines Medikaments ohne dessen entscheidende chemische Wirkstoffe. Der Placebo-Effekt ist die anhand von Tests nachgewiesene Tatsache, daß bei Patienten allein der *Glaube,* sie hätten ein gegen ihre Krankheit wirksames Medikament eingenommen, ungefähr eine qualitativ gleich hohe positive Beeinflussung des Krankheitsgeschehens erreichen kann wie die Verabreichung des Medikaments selbst.

Diese immer wieder bei der klinischen Prüfung bestimmter Medikamente gemachten Tests sollen die pharmakologischen Effekte der Arzneimittel von den unspezifisch therapiefördernden »suggestiven« Wirkungen trennen.

Bei diesen Tests werden Patienten, die an der gleichen Krankheit leiden, in zwei gleich große Gruppen geteilt: Die eine Gruppe erhält ein spezifisch gegen diese Krankheit entwickeltes Medikament, die andere erhält Tabletten ohne speziellen Wirkstoff, also ein Scheinmedikament. Bei beiden Gruppen zeigte sich bei etwas über der Hälfte der Patienten eine positive Beeinflussung des Krankheitsgeschehens.

Hier war also sozusagen das unbewußte »positive Wollen« zur Selbstheilung aktiviert worden. Beim Augentraining setzen wir – wie auch bei jeder Psychotherapie – das *bewußte* positive Wollen, die Selbstbeeinflussung zum Zweck der Besserung und Heilung eines angegriffenen, vielleicht schon kranken Organs ein.

Welche Kräfte sind es, die hier wirksam werden?

Ehe ich näher auf diese Frage eingehe, zum besseren Verständnis das Beispiel 2: der bereits erbrachte, gelungene Nachweis für die Existenz eines »Energiekörpers« des Menschen.

Es ist während der letzten Jahre gelungen, Geräte zu entwickeln, mit deren Hilfe der sogenannte Energiekörper des Menschen, die Aura, fotografisch festgehalten werden konnte.

Dabei konnte u. a. der Nachweis erbracht werden, daß die Qualität, die Farbe der Abstrahlung, wechselt, je nachdem, ob sich etwa der Mensch in aggressivem oder entspanntem Zustand befindet: Das Foto der Fingerkuppen eines Menschen mit wechselndem Gemütszustand zeigt dies z. B. sehr deutlich.

Kinder, Tiere, Menschen, die auf meditativem oder anderem Weg der Selbstbeeinflussung die Fähigkeit des »Erspürens« wieder erlernt haben, können diese – sagen wir – »Ausstrahlung« eines anderen »erfühlen«.

Die über die Schutzblockaden erfolgte Abstumpfung unserer bewußten Wahrnehmung hat uns im allgemeinen diese Existenz einer Realität im Lauf der Zeit vergessen, nicht mehr wahrnehmen und damit auch oft ableugnen lassen. Dieses – nennen wir es – »Ableugnen« geschah oder geschieht ja nicht ohne – unbewußten – Grund: Wie unerträglich war es doch für jeden von uns, z. B. als Kind alles erfühlen zu müssen, was von anderen Menschen auf uns zukam. Gegen all die groben Reize des Überlauten, Überstarken, des – für unser kindlich entwickeltes Gehirn – All-

zuraschen, gegen all die auf uns zukommende Lieblosigkeit –
und sei sie nur das Nichtverstehen unserer permanenten Überforderung gewesen – mußten wir unsere Sinne ja abstumpfen lassen, um zu überleben.

So, wie viele die Organleistung ihrer Augen unbewußt zurücknehmen, um zu »übersehen«, was ihrem Gefühl, ihrem Verstand
»zuviel« geworden ist.

Wenn hier eine durchgreifende, nicht nur für kurze Zeit wirksame Organregeneration erreicht werden soll, wird die durch die
Übungen geleistete »Neusensibilisierung« der Augen daher
zwangsläufig mit einer »Neusensibilisierung« abgestumpfter Ge-
fühlsempfindung Hand in Hand gehen müssen.

Dies ist in unserer Zeit, in unserem Kulturkreis sicher nicht nur
ein Problem der Fehlsichtigen. Gewiß ist erbliche Disposition
mitbeteiligt, auf welches Organ die Überforderung am ehesten
übergreift.

Unser Auge aber vermag zweifellos das genaueste Instrument –
gleichsam ein Seismograph – zu sein für verdrängte, verkrampfte
Gefühle.

So kann Sehtraining also auch als »Einstieg« bezeichnet werden
in eine Entwicklung, die immer mehr Menschen anstreben, aufgrund ihres Leidens oft anzustreben gezwungen sind: die Er-
schließung der im Bereich ihrer rechten Gehirnhälfte (vereinfacht
ausgedrückt: verantwortlich für das Gefühl) angesiedelten Möglichkeiten einer Bewußtseinserweiterung als möglichen Auslöser
für eine Heilung. Eine Entwicklung, die eine Zeitströmung zu
werden scheint: Unser Zeitalter der Technik, der Naturwissen-
schaften hat die Möglichkeiten der linken Gehirnhälfte (wieder
vereinfacht ausgedrückt: verantwortlich für die Vernunft) so weit
ausgeschöpft, überentwickelt, daß nach dem Prinzip der Mitte,
des Gleichgewichts, die Wegweiser gesucht und gefunden werden
müssen, die eine Weitererschließung der rechten Gehirnhälfte ermöglichen können.

So werden u. a. neue, bewußt einsetzbare Heilungsmöglichkeiten
aus dem erweiterten alten, früher im Unbewußten angesiedelten
Wissen entstehen.

Nun, da es uns möglich geworden ist, zu wissen, daß es diese unverwechselbare Ausstrahlung eines Menschen in Form eines »Energiekörpers« tatsächlich gibt, können wir auch bewußt darangehen, damit zu arbeiten.

In England beispielsweise arbeiten Heilmagnetiseure hierbei gemeinsam mit Ärzten in Krankenhäusern zusammen. Sie beeinflussen über den Energiekörper rückwirkend den − sagen wir − »materiellen Körper« des Kranken und können oft dort helfen, wo schulmedizinische Erkenntnisse keine weitere positive Beeinflussung mehr bringen können.

Gewiß, Heilmagnetiseure wissen letztlich − noch − nicht, womit sie eigentlich arbeiten. Aber gemeinsam mit manchen Ärzten wissen sie aus durchlebter Erfahrung, daß die Energie, mit der sie arbeiten, helfen kann.

Mit dem Einsatz dieser für uns selbst ganz »individuellen Energie« arbeiten wir auch bei unserem Sehtraining.

Man kann heute diese »Energie«, die in jedem Körper fließt und die er abstrahlt, schon fotografieren. Über ihre Zusammensetzung aber weiß man noch sehr wenig, vom wissenschaftlichen Standpunkt aus eigentlich gar nichts.

So kann ich Ihnen vielleicht nur mit meiner an mir selbst und am Beispiel von anderen Menschen gewonnenen Erfahrung weiterhelfen, wenn Sie mehr wissen wollen, um damit für sich arbeiten zu können: Diese Ihre körpereigene Energie ist nämlich viel mehr als ein Resultat der Stoffwechselvorgänge Ihres Körpers.

Gewiß, die Zellen, aus denen Ihr Körper besteht, funktionieren nach dem Prinzip der Verbrennung; daß hier ein Energiepotential entsteht, darüber kann, vom heutigen Stand der Wissenschaft aus, kein Zweifel bestehen.

Daß diese Energie aber wechselnde Qualität haben kann, die von *emotionalen Faktoren* abhängig ist, darüber ergeben die erwähnten Fotos lediglich allererste Aufschlüsse.

Mir scheint diese wechselnde Qualität nicht so erstaunlich zu sein, wird doch auch niemand bestreiten können, daß Emotionen imstande sind, chemische Prozesse im Körper auszulösen. Am bekanntesten dürfte wohl hier der erhöhte Adrenalinausstoß bei Streß sein. Wenn also Gefühle chemische Reaktionen auslösen können, müßte in logischer Folge auch der Verbrennungsprozeß in den Körperzellen beeinflußt werden.

Die Frage der »schlechten« bzw. »guten« Qualität der Abstrahlung müßte vom Resultat her, nämlich ob die auslösenden Faktoren »wohl fühlen = Gesundheit« bzw. »nicht wohl fühlen = Krankheit« bedeuten, zu beantworten sein.

Wenn die Fingerkuppen eines Menschen in erregtem Zustand farblich anders abstrahlen als in entspanntem Zustand, läßt dies gewiß auch den Schluß zu, daß die Abstrahlung eines kranken Körperteils eine andere sein muß als die eines gesunden. Hier ist eine teilweise rationale Erklärung der Wirkung des sogenannten Heilmagnetismus − zeitgemäßer: Übertragung von Bioenergie − möglich: Der Therapeut beeinflußt mit seinem eigenen Energiefeld dasjenige des Kranken dort, wo die Zellenabstrahlung eine dem gesunden Feld entgegengesetzte Qualität hat.

Die Wirkung ist um so größer, je positiver und damit im Denken und Fühlen »gesünder« der Therapeut seine Willenskraft einsetzt, aber unbedingt abhängig davon, ob der − unbewußte − Wille des Erkrankten, diese Einflußnahme zuzulassen, vorhanden ist.

Für unser Sehtraining kann dies bedeuten: Ich kann meinen Energiefluß, die Qualität meiner Energie, bewußt beeinflussen. Wenn es mir gelingt, negative Gefühlsreaktionen so zu bewältigen, um dadurch Positives für mich und andere zu erreichen, fühle ich mich wohler, kann ich einen negativen = Krankheitszustand in einen positiven = Gesundheitszustand umwandeln. Dies geschieht vorerst durch mein bewußtes Wollen und ist zunächst ein Denkvorgang, der im Laufe der Zeit auch meine Gefühle umformt und mit dieser Umformung gleichzeitig eine Einflußnahme auf alle von negativen Auswirkungen betroffenen Körperteile, Organe − auch meine Augen − bedeutet.

Dieses Vorgehen könnte wohl auch Paracelsus (Arzt und Naturforscher, * Einsiedeln 1493, † Salzburg 1541) gemeint haben mit seinem Rat: *Medica la mente,* »Heile den Geist« (damit auch der Körper genesen kann).

Eine Wortwurzel, aus der in unserer Zeit eher das Gegenteil des hier Gemeinten wurde, nämlich das *Medikament,* die klassische Symptombekämpfung. Womit wir auch wieder bei der klassisch gewordenen Symptombekämpfung Brille bzw. Kontaktlinsen sind.

Sehtraining erleben, das heißt also nicht nur, spezielle Augen- und Körperübungen zu machen, das ist auch der Versuch, den »Geist« zu heilen.

Mein »Geist« – was könte das in unserer heutigen Zeit bedeuten? Die Summe dessen, was Sie bisher aus sich gemacht haben. Welches Resultat Ihr freier Wille, Ihre immer wiederkehrenden Entschlüsse, zum Positiven oder Negativen, zum Gesunden oder Kranken, derzeit zeigen. Ihr Denken und Fühlen, Ihre Psyche, manifest geworden im Gesundheits- bzw. Krankheitszustand Ihres Körpers, Ihrer Physis – zu *einem* Resultat geworden in der Qualität der Abstrahlung Ihres Energiekörpers. Das ist vielleicht eine mögliche Definition für den »Geist« eines Paracelsus heute.

Diesen »Geist« also, die Gesamtheit unserer Physis und Psyche, versuchen wir beim Sehtraining so zu beeinflussen, daß wir krankmachende Faktoren aufdecken und durch gesundmachende ersetzen.

Kurz gesagt: Wir müssen »Fehldenken«, »Fehlfühlen« ebenso »angehen« wie falsche Sehgewohnheiten und schwache Augenmuskulatur.

Wie wirkt Sehtraining?

Zum besseren Verständnis wird zunächst der Unterschied zwischen dem normalen und dem fehlsichtigen Auge in vereinfachter Form aufgezeigt.

Beim normalsichtigen Auge liegt der Brennpunkt der einfallenden Lichtstrahlen direkt auf der Netzhaut (s. Abb. Seite 18).

Beim kurzsichtigen Auge ist der Augapfel zu lang gewachsen, der Brennpunkt liegt vor der Netzhaut (s. Abb. Seite 18).

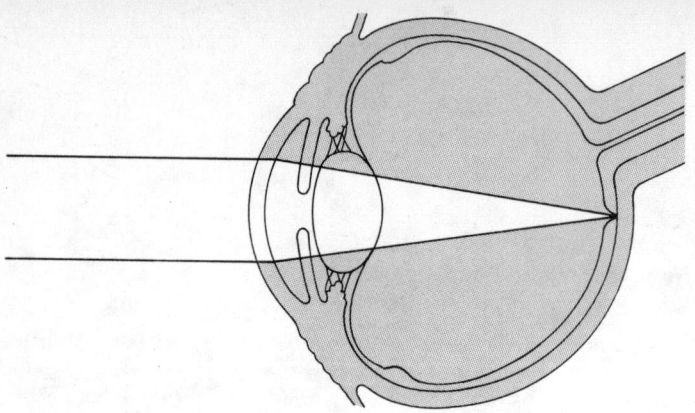

Der Brennpunkt liegt auf der Netzhaut

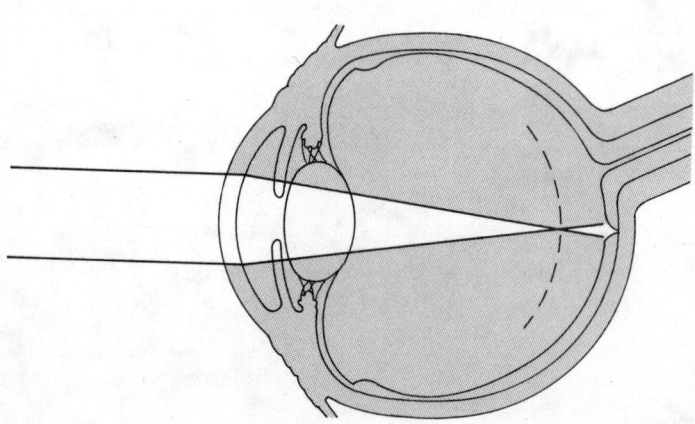

Der Brennpunkt liegt vor der Netzhaut

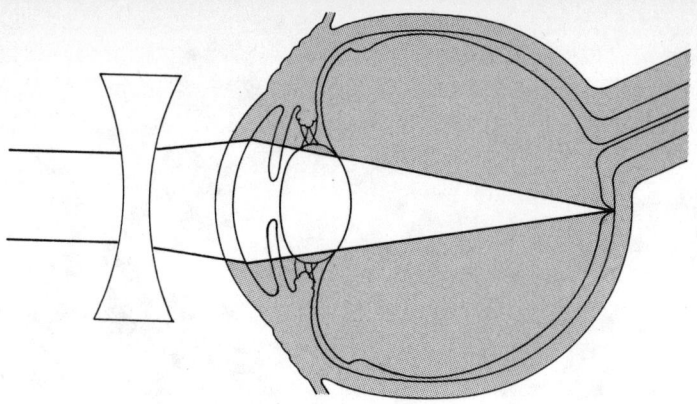

Die Sehhilfe korrigiert den Brennpunkt

So wirken Ihre Sehhilfen: Die Linse vor Ihrem Auge bündelt das Licht, wie beim Normalsichtigen, auf die Netzhaut.
So sieht das weitsichtige Auge aus: Der Augapfel ist zu kurz gewachsen, der Brennpunkt der einfallenden Lichtstrahlen liegt hinter der Netzhaut. Wieder erfolgt die Korrektur durch die Brille.

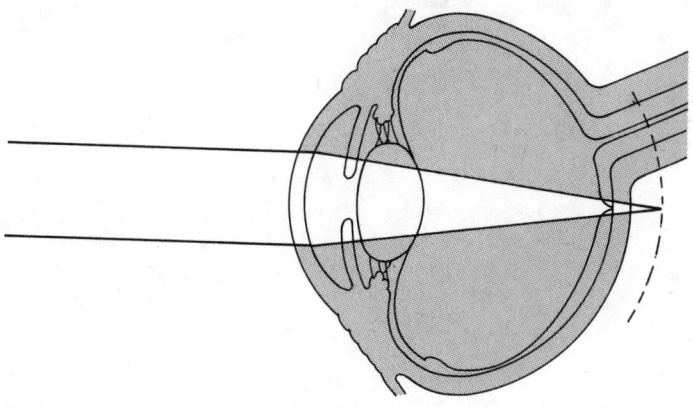

Der Brennpunkt liegt hinter der Netzhaut

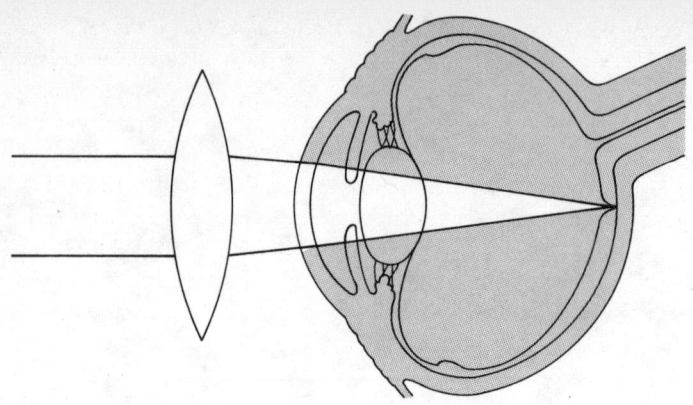

Der Brennpunkt wird wiederum durch die Sehhilfe korrigiert

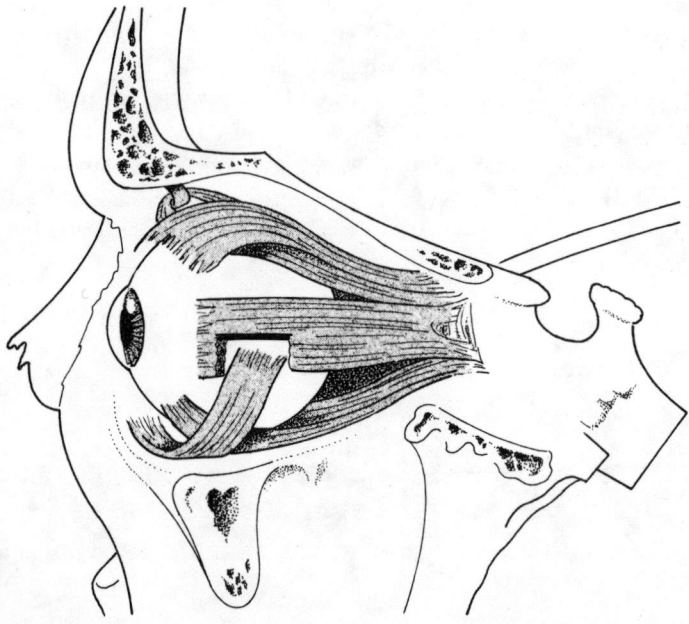

Die 6 willkürlichen Augenmuskeln können durch Überforderung verspannen.

Was bewirken also die Sehhilfen Brille oder Kontaktlinse?

Sie *korrigieren* den Brechungsfehler im Auge, aber zugleich *fixieren* sie ihn auch, d. h., wenn Sie z. B. während einer Zeit erhöhter Belastungen − bei Kindern ist dies oft die Pubertät, bei Erwachsenen Verlust einer Bezugsperson, berufliche Schwierigkeiten usw. − eine oder mehrere Dioptrien (der Grad der Fehlsichtigkeit der Augen wird in Dioptrien gemessen) »dazubekommen«, wird Ihr Auge durch die geschliffene Linse stets in die Position des beim Augenarzt oder Optiker festgestellten Grades der Fehlsichtigkeit gezwungen. Wenn Sie sich beispielsweise körperlich und psychisch im Laufe von Monaten wieder regenieren, kann Ihr Auge diesen Regenerationsprozeß nicht mitmachen. Es kann sich Ihrem ganzheitlichen Zustand nicht anpassen, sondern bleibt durch die Linse fixiert. Im schlimmsten Fall kommt dann ein neuer »Schub« in der nächsten Streßperiode.

Welche Partien des Auges können bei Überforderung verkrampfen?

1) Die *willkürliche Augenmuskulatur:* Ihr Auge wird von 6 Augenmuskeln bewegt, die sich willkürlich anspannen und verkrampfen können (Abb. S. 20).

Astigmatismus (Hornhautverkrümmung), häufig gemeinsam mit Kurzsichtigkeit auftretend, manifestiert sich in einer nicht ideal kugelförmigen Oberfläche, einer also ungleich gekrümmten Hornhaut. Die Folge: verzerrte, unscharfe Bildeindrücke.

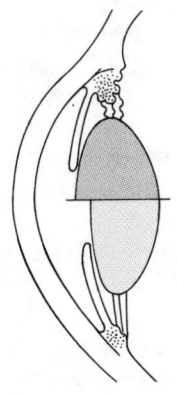

Im oberen Teil der Abbildung zieht sich der Ziliarmuskel zusammen, die Linie verdickt: Das Auge sieht in die Nähe.
Im unteren Teil dehnt sich der Ziliarmuskel aus, die Linie wird schmal: Das Auge sieht in die Ferne.
Diesen Vorgang bezeichnet man als Akkommodation.

2) Die *unwillkürliche Augenmuskulatur:* Der Ziliarmuskel im Inneren des Auges hält die Linse, die durch elastisches Dicker- bzw. Dünnerwerden das Sehen in Nähe und Ferne bewirkt. Bei Altersweitsichtigkeit ist diese Elastizität verlorengegangen. Kurzsichtigkeit, wenn sie streßbedingt ist, kann ebenfalls durch eine Verkrampfung des Ziliarmuskels bewirkt werden.

Wann und für wen kommt Sehtraining in Frage?

Grundsätzlich ist dazu zu sagen, daß Sehtraining immer dann in Frage kommen kann, wenn eine Regenerationsfähigkeit des Auges möglich ist. Ist der Sehnerv nicht mehr intakt, wird Augentraining, also ein Regenerationstraining des Organs selbst, sicher nicht zum Ziel führen können. Vielleicht aber kann jener Teil des Sehtrainingsprogramms, der Einstieg und Denkanstoß für die »innere Schau« sein soll, Hilfe sein und hinführen zu einer neuen Lebenseinstellung, zu einem neuen Lebensgefühl, das einen realen Verlust, wie ihn die Verminderung oder Einbuße des Sehvermögens darstellt, nicht mehr als solchen ansieht. Ein Wegweiser für die positive Arbeit an sich selbst: Damit hätte dieses Buch seinen wichtigsten Zweck erfüllt.

Unser Sehtrainingsprogramm ist grundsätzlich für folgende 3 Gruppen geeignet:

● Für die, die Sehtraining als Prophylaxe (Maßnahme zur Vorbeugung) einsetzen wollen. Also für alle jene, die zu spüren beginnen, daß ihre Augen die ständige Reizüberflutung und Überforderung bereits mit zunehmender Müdigkeit, vielleicht Rötung oder gar Schmerzen, beantworten.

Hier werden ein Überdenken der Lebens- und Arbeitsgewohnheiten, eine neue, verantwortungsbewußte Einstellung zum Auge parallel mit dem Einsatz von Entspannungs- und grundlegend wichtigen Augenübungen (siehe Übungsteil) vielleicht schon ausreichen, um sich Brille oder Kontaktlinsen doch noch ersparen zu können.

Das gilt auch für beginnende Altersweitsichtigkeit: Die angeführten Akkommodations-, Entspannungs- und Regenerationsübungen können die Elastizität der Linse, deren Nachlassen für die Altersweitsichtigkeit verantwortlich ist, positiv beeinflussen.

- Für all jene, die unter leichter (leichterer) Kurz- oder Weitsichtigkeit sowie Astigmatismus leiden. Hier kommt aber als zusätzliche Maßnahme für wirksames Sehtraining bereits das eigenverantwortliche Umgehen mit der Sehhilfe (Brille, Kontaktlinse) hinzu.

Den Entspannungsübungen für Auge, Körper und Psyche ist hier verstärktes Augenmerk zu widmen.

- Für jene unter den stark Kurzsichtigen bzw. Weitsichtigen sowie jene unter Astigmatismus und unter beginnendem grauen Star Leidenden, die akzeptieren, daß nur sehr eingreifende Umstellungen im Hinblick auf Sehtraining positive Wirkungen zeigen können. Ebenso für jene ältere Menschen, die unter Verkalkung des Zentrums der Netzhaut leiden, wobei speziell die Peripherie (Randzone) austrainiert wird.

Wobei ich bei der letzten Gruppe ausdrücklich darauf hinweisen möchte, daß grundsätzlich der Augenarzt zu Rate gezogen werden sollte. Denn hier ersetzt Sehtraining, wie auch bei den Gruppen 1 und 2, keineswegs den Augenarzt, sondern kann eine zusätzliche Maßnahme sein, so wie jedes geistige oder körperliche Training, zu dem Sie sich Ihrer Gesundheit zuliebe entschließen.

Welche schulmedizinischen Möglichkeiten es für Ihr ganz spezielles Problem gibt, besprechen Sie bitte ebenfalls mit Ihrem Augenarzt. Eine umfassende und seriöse Information ist im Rahmen eines Buches über Sehtraining nicht möglich.

Bei der 3. Gruppe kommt für Sie zusätzlich zu den Übungs- und Verhaltensanleitungen dieses Buches gewiß die ganz besondere persönliche Problematik beim Verzicht auf die Sehhilfe hinzu. Eine optimale Wirksamkeit des Sehtrainings könnte hier nur bei extrem radikaler Umstellung der Lebensgewohnheiten erreicht werden, die immer wieder von vielen vorgenommen wird, gewiß aber nicht von jedem in jeder Lebensphase vorgenommen werden kann.

Wenn Sie zu jenen Menschen gehören, die aufgrund der unumgänglichen Anforderungen ihres Alltags nur sehr selten auf ihre Sehhilfe verzichten können bzw. eine Radikalumstellung nicht bewerkstelligen können, dann kann dieses Buch für Sie in vielem ein wichtiger Wegweiser sein. Das werden Sie spüren, werden Sie begreifen, wenn Sie es bewußt und aufmerksam durchlesen. Sie werden, wenn Sie Ihrem kranken Organ Auge helfen wollen, Ihren eigenen Weg finden: durch gelegentlichen Verzicht auf die Sehhilfe, durch sorgfältiges Beachten der hier gegebenen Denkanstöße, durch Änderung von Lebensgewohnheiten und durch Zielstrebigkeit beim Training. Sicher werden Sie bei Ihrer Augenerkrankung ein besonderes Augenmerk auf psychosomatische Zusammenhänge legen müssen, und vielleicht werden Sie einen Einstieg finden in die zunehmende geistige Beeinflussung Ihres Gesamtzustands.

Hier darf zumindest das Verhindern einer weiteren Verschlechterung als Erfolg gewertet werden. Ein Erfolg, der ohne Sehtraining kaum zu erreichen ist. Es hat immer wieder Menschen gegeben, die eine entscheidende Besserung ihres Sehvermögens herbeiführen konnten. Wenn Sie, zusätzlich zu den praktischen Übungen und Verhaltensanleitungen dieses Buches, mit den Denkanstößen, die es zu geben versucht, zu leben beginnen, wird Ihr ganz persönlicher Weg zur Genesung gelingen. Denn Ihr Sehtraining ist Ihre Lebenserfahrung; wir können nur versuchen, dies zu vermitteln.

Womit können Sie Ihr Sehtraining unterstützen? Mit allem, was Ihrem Körper, Ihrer Psyche guttut. Natürlich muß ich hier ausdrücklich darauf hinweisen, daß auch die *richtige Ernährung* (nach den Grundprinzipien der Vollwertkost) ein wichtiger Faktor für Ihren Körperhaushalt und damit für Ihre Augen ist. Jede Art von Freude und nicht erfolgsorientierter Bewegung (Sport, Tanz) gehören auch dazu; ebenso wie z. B. Yoga.

Was geschieht beim Sehvorgang, und wo setzt das Sehtraining an?

Ich möchte Sie, die Sie dieses Buch gewählt haben, um sich über Sehtraining zu informieren, bitten, die hier anschließenden Skizzen und Erklärungen nicht zu »über«lesen oder zu »über«sehen, weil sie nur Theoretisches enthalten. Tatsächlich bedeutet das folgende Kapitel für Sie die praktische und verständliche Aufbereitung dessen, was in Ihrem Gehirn vorgeht, wenn Sie Ihre Umwelt aufnehmen. Nur dieses Verstehen kann dazu motivieren, mit dem Sehtraining erfolgreich zu beginnen und es konsequent weiterzuführen.

Das Sehen, die visuelle Wahrnehmung in Ihrem Gehirn, ist einerseits ein so komplizierter, andererseits ein so wunderbarer Vorgang, daß es Ihnen überdies wohl auch Freude bereiten wird, die wesentlichen Grundvoraussetzungen des Begriffs *Sehen* kennenzulernen.

Es folgen 2 Graphiken, mit denen ich Ihnen zeigen möchte, was in Ihrem Kopf vorgeht, wenn Sie einen Menschen anschauen, der auf Sie bösartig, bedrohlich wirkt, und zwar in einer Situation, in der Sie durch ähnliche Erlebnisse bereits unter Streß stehen.

Der optische Sehvorgang (Abb. S. 26)
Ihre Augäpfel werden durch die willkürliche Augenmuskulatur auf das böse Gesicht vor Ihnen gerichtet, der Ziliarmuskel (unwillkürliche Augenmuskulatur) stellt die Linse auf die Entfernung ein.

Das zentral einfallende Licht wird auf die Sehgrube der Netzhaut gebündelt, und zwar so, daß oben als unten und links als rechts erscheint.

Dabei nimmt die linke Seite der Netzhaut Informationen der rechten Außenwelt und die rechte Seite Informationen der linken Außenwelt auf. Diese Lichtmuster, die hier entstanden sind, werden in einem fotochemischen Prozeß in Impulse umgewandelt. Diese Impulsinformationen wandern den Sehnerv entlang und kreuzen sich in der Mitte (wobei jedes Auge Informationen sowohl in die rechte als auch in die linke Gehirnhälfte liefert).

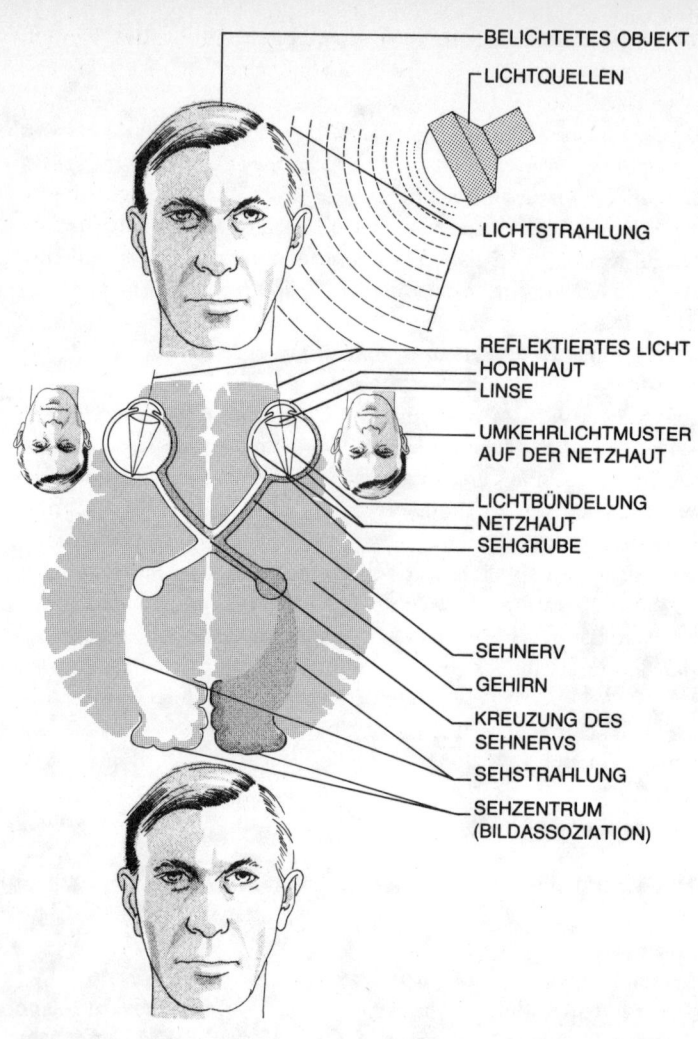

BELICHTETES OBJEKT

LICHTQUELLEN

LICHTSTRAHLUNG

REFLEKTIERTES LICHT
HORNHAUT
LINSE

UMKEHRLICHTMUSTER
AUF DER NETZHAUT

LICHTBÜNDELUNG
NETZHAUT
SEHGRUBE

SEHNERV

GEHIRN

KREUZUNG DES
SEHNERVS

SEHSTRAHLUNG

SEHZENTRUM
(BILDASSOZIATION)

Der optische Sehvorgang

Die Sehstrahlung führt endlich zum Sehzentrum (in den Hinter-
kopf), und dort erst wird das Gesicht in seinen richtigen Dimen-
sionen assoziiert (aus den Assoziations- und Erinnerungszonen
als Gesicht erkannt) und fusioniert, indem aus den zwei geliefer-
ten Bildern eines gebildet wird und das Gesicht als Bild gesehen
wird. Dieses Bild ist noch »wertfrei«, noch nicht »angereichert«
durch Ihre subjektiven, ganz persönlichen Gefühlserfahrungen in
bezug auf Ihre Umwelt. Wie diese sozusagen »dazukommen«,
das zeigt Ihnen die 2. Graphik.

Gehirnvorgänge bei visueller Wahrnehmung
Ihr Sinnesorgan Auge nimmt das böse, bedrohliche Gesicht wahr
und liefert diese Information zum Thalamus (Anhäufung von
Nervenzellen im Stammhirn), wo Gefühlsinformationen von früheren ähnlichen Erlebnissen mit dem jetzigen Erlebnis verbunden
werden. Gleichzeitig wird die optische Information an die Sehrin-
de weitergeleitet, wo das Gesicht gesehen und von Ihnen subjektiv bewertet wird. Wiederum gleichzeitig werden Lichtinformatio-
nen über die energetische Sehbahn (nach Hollwich) zum Hypo-
thalamus (Teil des Zwischenhirns) geleitet, wobei von Ihnen ge-
speicherte Gefühle stimulierend wirken.
Alle diese parallel in Ihnen ablaufenden Vorgänge bewirken, daß
die gesehene Situation nicht nur als die jetzige, gegenwärtige
empfunden, sondern gleichsam »gefiltert« durch Erfahrungs- und
Lernprozesse aus ähnlichen Situationen wahrgenommen wird.

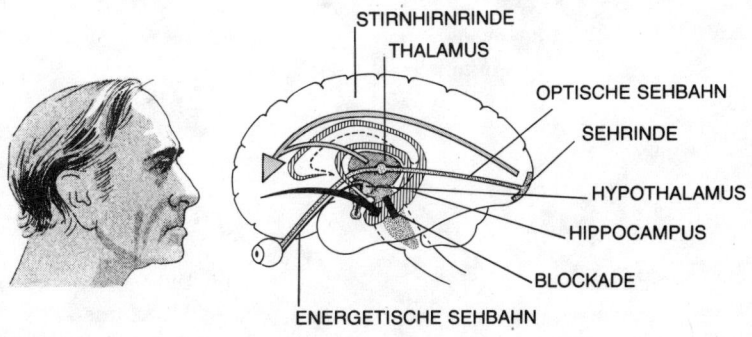

Gehirnvorgänge bei visueller Wahrnehmung

27

Schließlich werden diese Gesamteindrücke zur frontalen Hirnrinde weitergeleitet, wo sie sozusagen ausgewertet werden. Das Gefühl, dieses »böse, lieblose, bedrohliche Gesicht« nicht aushalten zu können, wird in unserem Beispiel bewußt empfunden.

Um dieses bewußte Empfinden einer durch negative Speicherung unerträglich gewordenen Situation angemessen erträglich werden zu lassen, geschieht folgendes: Die Stirnhirnrinde zwingt den Hippocampus (ein Längswulst an der Seitenkammer des Gehirns), zur Hemmung anzuregen. Das Ergebnis ist die Blockade Ihrer Gesamtsituation (nach Janov). Nur ein Segment dieser negativen Situation dringt in Ihr Bewußtsein. Ihr Körper aber kann nicht anders, als auf die Bedeutung aller negativen Reize zu reagieren: etwa mit Anstieg des Blutdrucks, Muskelkontraktionen, Schweißabsonderung, Reaktion der Stoffwechselfunktionen und nun, um auf unseren Fall zu kommen, auch mit Kontraktionen (Zusammenziehen) der willkürlichen oder unwillkürlichen Augenmuskulatur. Wird dieser Vorgang chronisch, darf man die logische Schlußfolgerung ziehen, daß der »Lieferant« unerträglich gewordener Eindrücke, also das Auge, damit angeregt wird, endlich zu »übersehen«, was solche Schmerzen verursacht; damit kann die Rücknahme der Organleistung beginnen.

So wie wir Sehtraining verstehen und aufgebaut haben, könnte man dies am derzeit häufigsten Beispiel von Fehlsichtigkeit, der Kurzsichtigkeit, folgendermaßen veranschaulichen:

Krankhaftes Auswachsen
des Augapfels
(beeinflußbar in der Wachstums-
periode durch)

psychosomatisches Geschehen

Ziliarmuskel-Verkrampfung   Unbewußter Wille
(Resultat der Überforderung)   (Ich will aus Überforderung
                                    nicht sehen)

Was geschieht beim Sehtraining?

Was geschieht nun beim Sehtraining, das mit diesen Faktoren arbeitet?

Zunächst einmal das Annehmen der Tatsache, daß nicht der bewußte Wille ausschlaggebend sein konnte für die organische Verschlechterung. Zu sagen »Aber natürlich will ich scharf sehen und keine Brille mehr gebrauchen müssen«, wäre eine zu naive Einstellung, um mit sich selbst erfolgreich zu sein. Erst das Begreifen, daß ich »immer wieder nicht hinschauen wollte, weil ich nicht mehr konnte« auf meine Umwelt, meine Probleme, läßt den Einstieg in jene Gefühlsdepots zu, die die Schutzblockade in Form der Zurücknahme errichtet haben.

Wie ist dies möglich? Nur wieder über das Gefühl – das ich vom Bewußtsein her zu lenken beginnen kann. Der Beginn des Trainings meines Organs, der Beginn, sich der Umwelt ohne Sehhilfe auszusetzen, kann hier gleichsam als »Rammbock« gegen die Seh- und Gefühlsblockade bezeichnet werden. Sie nehmen die Schutzbarriere, die Sie sich durch die schlechte Sehleistung geschaffen haben, mit Ihrem bewußten Willen nicht an. Sie sagen sich: »Ich schaffe die Bewältigung meiner Umwelt auch ohne mich krank zu machen; was mir einmal zuviel gewesen ist, muß mir heute nicht mehr zuviel sein. Wenn ich mich geduldig lenke und kennenlerne, was meine Gefühle von mir wollen, dann wird mein Organ auch allmählich wieder gewillt werden, eine bessere Leistung zu erbringen.«

Der Verzicht auf die Sehhilfe

Ein erfolgreiches Sehtraining erfordert eine *Umstellung* Ihrer Sehgewohnheiten. Daß Brille bzw. Kontaktlinsen den Brechungsfehler in Ihrem Auge fixieren, haben wir bereits erwähnt. Es ist daher eine logische Schlußfolgerung, daß jedes Training mit dem Ziel, den Brechungsfehler zu korrigieren, kaum von Erfolg gekrönt sein kann, wenn Sie Ihr Auge durch das Vorsetzen der geschliffenen Linse immer wieder zwingen, in den Zustand zurückzukehren, den Sie mit den Übungen und neuen Sehgewohnheiten eigentlich beseitigen wollen.

Das bedeutet in der Praxis also für jeden, der mit dem Augentraining beginnen will, daß er sich allmählich daran gewöhnen sollte, mehr und mehr ohne Sehhilfe auszukommen.

Je geringer die Dioptrienzahl, um so einfacher ist es natürlich, den Alltag teilweise oder ganz ohne Sehhilfe bewältigen zu lernen.

Ehe ich aber damit beginne, den praktischen Teil des Augentrainings näher zu erörtern, möchte ich einige grundsätzliche Erfahrungen weitergeben, die Ihnen vielleicht helfen können, die richtige Einstellung zur Veränderung Ihrer Sehgewohnheiten zu finden.

Wenn Sie zum ersten Mal versuchen werden, Ihre Umwelt ohne Sehhilfe zu erleben, werden Sie schon Minuten später zwei nicht ganz einfache Erfahrungen machen: Sie werden Ihre ganz individuellen Hilflosigkeitsgefühle in sich aufsteigen spüren, und Sie werden auch bei kleineren Arbeiten rasch merken, daß Ihre Leistungsfähigkeit, je nach dem Grad Ihrer Fehlsichtigkeit, geringer ist als mit der Korrektur durch Ihre Sehhilfe.

Ich habe Kurzsichtige erlebt, die, bei nur 3 Dioptrien, in Panik gerieten, wenn sie sich Ungewohntem ohne Brille gegenübersahen, und ich habe Leute mit bis zu 10 Dioptrien erlebt, deren Hilflosigkeitsgefühle weitaus geringer waren, trotz ihres viel stärkeren Sehfehlers. Dies läßt die Schlußfolgerung zu, daß es nicht nur das unscharfe Sehen allein sein kann, das Unsicherheit hervorruft, sondern daß es vor allem der Grad der individuellen Bewältigung von Schwierigkeiten ist, der beim erstmaligen Weglassen der Sehhilfe deutlich »vor Augen« tritt.

Dies kann ein erster Schritt sein, um eigene, bisher nicht durchlebte Gefühle in Extremsituationen kennenzulernen und sich »anzuschauen«, wo es ganz persönliche, im Unbewußten verankerte Probleme gibt.

Das Akzeptieren dieser ganz persönlichen Schwierigkeiten wird immer mit dem Bewußtsein der Verantwortung dafür Hand in Hand gehen.

Sie werden also begreifen lernen, daß Sie für den Zustand Ihrer

Augen ebenso verantwortlich sein können wie für etwaiges Übergewicht, eine Gastritis oder Ihren angespannten Zustand von Körper und Psyche.

Sie beginnen zunächst damit, Ihre Augen zu sensibilisieren, d. h., sich während des Tages immer wieder zu fragen: Wie geht es meinen Augen jetzt? Sind sie angestrengt? Sind sie überreizt und gerötet? Möchte ich sie am liebsten schließen?

Wenn Sie also lernen, sich um Ihre Augen zu kümmern, lernen Sie gleichzeitig auch, sich um sich selbst zu kümmern, d. h. sich zu fragen: Wie geht es mir jetzt? Bin ich überanstrengt und gereizt? Ist mir die Situation so unerträglich, daß ich am liebsten die Augen zumachen möchte, um von nichts mehr etwas wissen oder »sehen« zu müssen?

Sehr bald werden Sie an sich selbst die Zusammenhänge zwischen Ihrem ganzheitlichen Befinden und Ihrem Sehvermögen feststellen. Es ist nämlich die Regel, daß Ihre Augen leistungsschwächer sind, wenn Sie selbst leistungsschwächer sind. Überprüfen Sie dies, sobald es Ihnen möglich ist, und Sie werden eine erste Wahrheit erleben, die Sie bisher an sich »übersehen« haben.

Als Konsequenz werden Sie lernen müssen, mit Ihrem Organ Auge schonender umzugehen als bisher. Sie werden jetzt vielleicht einwenden, daß es viele gibt, die sich selbst noch mehr abverlangen als Sie und trotzdem gut sehen. Da haben Sie sicher recht.

Gewiß ist auch die Programmierung Ihrer Gene, Ihre ererbte Veranlagung, daran beteiligt, wenn sich Ihre Fehlsichtigkeit stark progressiv entwickelt hat. Es ist schulmedizinisch bis heute nicht festgestellt worden, wie stark erbliche Anlage, Umweltbedingungen und Eigenverantwortlichkeit in der Lebensführung sich auf Fehlsichtigkeit auswirken. Auf die sogenannten psychosomatischen Zusammenhänge wurde hier bisher viel weniger geachtet als bei anderen physischen Reaktionen auf psychische Überforderung oder Krankheit.

Die Tatsache, die jeder an sich selbst beobachten kann, daß das Organ Auge extrem empfindlich auf Streß und andere psychische Reizfaktoren reagiert, und zwar mit Zurücknehmen des Sehvermögens, läßt es vielleicht doch fraglich erscheinen, ob in vielen

Fällen nicht das ununterbrochene Tragen der Sehhilfe einen Überforderungszustand im Auge fixiert, eben den Brechungsfehler, der sich ansonsten vielleicht doch wieder zum Teil, in manchen Fällen vielleicht auch ganz, ausgleichen würde.

Vor allem junge Menschen haben mir immer wieder erzählt, daß sie in Streßsituationen, wie etwa beim Abitur, »wieder einige Dioptrien mehr« dazubekommen hätten.

Haben Sie vielleicht ähnliche Erfahrungen gemacht? Wenn Sie sich über die Entwicklung Ihrer Fehlsichtigkeit bisher noch keine Gedanken gemacht haben, dann überlegen Sie doch bitte einmal, wann sie begonnen hat bzw. zu welchen Zeiten und während welcher Lebensumstände Sie Ihre Brille verstärken mußten.

Aufgrund Hunderter von Gesprächen und meinen eigenen Erfahrungen stelle ich wohl mit gutem Grund die Frage: Muß Fehlsichtigkeit *immer* auf möglicherweise erblich bedingtem, *krankhaftem Wachstum* beruhen? Sind es nicht vielmehr die Lebensumstände, fremde und eigene psychische Verhaltensfaktoren, die eine mehr oder weniger starke Überreizung der Psyche mit sich bringen, die letztlich Ursache für den Grad der Schädigung des Organs Auge sein können?

Beweist nicht auch die Tatsache, daß, wie schon erwähnt, über die Hälfte der Bevölkerung eine Brille entweder in der Tasche oder auf der Nase trägt, die Annahme, daß Fehlsichtigkeit sehr wohl als ursächlichen Grund nur Überforderung haben kann? Denn erbliche Disposition bei einer so großen, zunehmend immer größer werdenden Anzahl von Menschen ist doch eher unwahrscheinlich.

Ich nehme eher aufgrund obiger Tatsachen an, daß die Augen der Menschen unserer Zeit unbestechliche Seismographen dafür sind, daß die Überforderung als Normalzustand angesehen wird und nicht als Krankheitsgeschehen.

Prüfen Sie doch einmal selbst Ihr Gefühl: Wenn Sie z. B. das Foyer eines Theaters betreten und das Publikum etwa zur Hälfte Brillen trägt, wobei wir die »Dunkelziffer« der Kontaktlinsenträger außer acht lassen, haben Sie dann das Gefühl, von *Behinderten* umgeben zu sein? Wenn Sie hingegen Arm- oder Beinprothesenträger sähen, hätten Sie dieses Gefühl, nicht wahr?

Die Brille aber ist uns so selbstverständlich geworden, daß uns kein Gefühl sagt: Hier stimmt doch etwas nicht!

Daß Sie sich sehr wohl *selbst behindert* fühlen, es also auch tatsächlich sind, wenn Sie Ihre Brille oder Kontaktlinsen absetzen, das werden Sie selbst erleben, wenn Sie sich entschließen, mit dem Sehtraining zu beginnen.

Wenn Sie einmal erkannt haben, daß Fehlsichtigkeit *erworben* werden kann, dann haben Sie auch das *Wesen* des Sehtrainings erfaßt, nämlich daß Sie selbst *etwas dagegen tun* können.

Sie können mit der Brille, die mit einem einzigen Handgriff des Aufsetzens scharf sehend und leistungsfähig macht, dabei aber vergessen läßt, daß dies eigentlich nur mehr durch Fremdhilfe in Form einer Sehhilfe möglich ist, nicht nur korrigieren, sondern Sie können auch versuchen, die Ursache Ihrer Behinderung aufzuspüren und zu bekämpfen.

Dazu ist es notwendig, daß Sie als erstes lernen, die Einstellung zu Ihrer Brille bzw. zu Ihren Kontaktlinsen zu ändern.

Ich möchte hier ausdrücklich darauf hinweisen, daß ich aus eigener Erfahrung weiß, welch einschneidender, im Alltag sofort wirksam werdender Entschluß es ist, sich an ein Leben ohne Sehhilfe gewöhnen zu lernen, und daß die Auswirkungen natürlich um so spürbarer sind, je höher der Grad der Fehlsichtigkeit ist.

Deshalb wird Ihnen auch niemand, der Sehtraining ausübt oder ausgeübt hat, bzw. auf diesem Gebiet mit anderen Menschen Erfahrungen sammeln konnte, raten, Ihre Sehhilfe wegzulegen. Ihre Konfrontation mit den Erfahrungen anderer bzw. mit diesem Buch kann für Ihr Sehtraining nur in folgender Reihenfolge vor sich gehen: Wenn Sie sich so gut wie möglich informiert und auch ganz persönlich mit sich selbst darüber auseinandergesetzt haben, was Sehtraining für Sie selbst und Ihre engere Umgebung bedeutet, bedeuten kann, darf es nur Ihr *ganz persönlicher* Entschluß sein, damit zu beginnen. Daß ein Erfolg davon abhängt, wie Sie mit Ihrer Sehhilfe umgehen, ergibt sich logischerweise daraus.

Ich kann Ihnen hier nur aus gesammelten Erfahrungen Tips geben, wie andere darangegangen sind, ihre Anfangsschwierigkeiten zu bewältigen.

In diesem Zusammenhang muß ich wieder auf die bereits erwähnte Aufteilung der Interessenten für Sehtraining zurückkommen: Für die Gruppe 1, deren Teilnehmer Sehtraining als Prophylaxe betreiben wollen bzw. Augenüberanstrengung an sich selbst festgestellt haben, ohne bisher eine Sehhilfe zu benötigen, mag dieses Kapitel nur im Hinblick darauf interessant sein, welche Schwierigkeiten sie sich eventuell ersparen kann. Für sie ist der Beginn des Sehtrainings nicht mit der Plage der Umstellung des Weglassens der Sehhilfe belastet.

Die Gruppe 2, die sich aus leicht bzw. mittelschwer Fehlsichtigen zusammensetzt, wird vermutlich die zahlenmäßig am stärksten vertretene Gruppe sein. Ich versuche, mit dem Begriff »leicht bzw. mittelschwer Fehlsichtige« jene anzusprechen, deren Sehfehler noch nicht so stark ist, daß sie ohne Sehhilfe anfangs völlig auf die Hilfe ihrer engeren Umgebung angewiesen sind.

Die Erfahrung zeigt, daß bei Kurzsichtigen bis zu etwa 10 Dioptrien (Weitsichtige werden sich schon bei + 4 bis + 5 Dioptrien schwertun) eine fast normale Bewältigung des Alltags unter gelegentlichem Verzicht auf die Sehhilfe möglich sein kann. Ich habe aber bereits erwähnt, daß die Bewältigung auftretender Schwierigkeiten nicht unbedingt allein von der Anzahl der Dioptrien abhängt.

Mit Gruppe 3 spreche ich alle jene an, deren Fehlsichtigkeit etwa 10 Dioptrien und mehr erreicht hat. Für diese Gruppe ist als Hilfestellung vor allem die erste Fallgeschichte im Anhang gedacht: meine eigene Geschichte eines Sehtrainings bei − 19 bzw. 22 Dioptrien.

Bewußt sehen lernen − bewußt spüren lernen

Wie bewältige ich den Verzicht auf die Sehhilfe?
Wenn Sie sich zum ersten Mal entschließen, Ihre Brille bzw. Ihre Kontaktlinsen wegzulegen, um sich Ihre Umwelt bewußt so anzusehen, wie Sie sie ohne Hilfsmittel überhaupt wahrnehmen können, dann tun Sie dies bitte nicht bei sich zu Hause, tun Sie es auch nicht in Gesellschaft und nicht in Gegenwart eines Menschen, mit dem Sie am liebsten alles teilen. Versuchen Sie statt

dessen, bewußt mit sich selbst allein zu sein und sich dabei sofort Neues, Guttuendes zuzuführen. Gehen oder fahren Sie am besten hinaus in die Natur. Wenn Ihnen dies nicht möglich ist, gehen Sie in einen Park. Gehen oder setzen Sie sich an eine Stelle, die Ihnen besonders schön und angenehm erscheint. Dann nehmen Sie Ihre Sehhilfe ab. Atmen Sie einmal tief durch, und schließen Sie Ihre Augen. Dabei versuchen Sie sich zu sagen: »Ich muß jetzt gar nichts leisten, ich habe jetzt ein bißchen Zeit für mich und möchte versuchen, Ruhe zu finden, Ruhe in mir selbst.«

Öffnen Sie dann ganz langsam, so ruhig, so entspannt Ihnen dies möglich ist, Ihre Augen, und sehen Sie sich in Ihrer näheren, dann entfernteren Umgebung ruhig um. Nehmen Sie daraufhin ein kleines Detail dieser Umwelt in Ihre Hand: einen Grashalm, ein Blatt, eine Blume, vielleicht einen schönen Stein. Betrachten Sie dieses Stückchen Umwelt in Ihrer Hand genau. Versuchen Sie, es nicht anzustarren. Sondern gleiten Sie möglichst langsam mit Ihren Blicken an seinen Umrissen entlang. Versuchen Sie, an dieses Stückchen Umwelt, das Sie in Ihrer Hand halten, auch zu *denken*. Denken Sie an den Grashalm, das Blatt, die Blume oder den Stein. So betrachtend, denkend, lernen Sie zu *spüren*, wie Sie zu diesem Gegenstand in Ihrer Hand eine *Beziehung* bekommen. Jene Beziehung, die Ihnen durch das »Übersehen« verlorengegangen ist.

Manchen gelingt dies schon beim ersten Mal, andere brauchen etwas Zeit, bis sie während dieses ersten »In-Beziehung-Tretens« mit einem unscheinbaren Detail etwas spüren können, was sie gar nicht vermutet haben: *Freude*.

Eine kleine, neue Freude, die ein anderes Gefühl, das Sie ebenfalls bei diesen ersten Versuchen erleben werden, leichter macht, nämlich, daß es Ihnen nicht möglich ist, Ihre weitere Umgebung scharf zu sehen. Sie werden dieses Gefühl der Unfähigkeit spüren, das Ihnen Ihre Sehhilfe normalerweise erspart, das aber Ihre Realität ist.

Vielleicht spüren Sie jetzt auch, was Ihnen dieses Beispiel vermitteln will: Lernen Sie, für sich selbst zu *begreifen*, daß ein Verzicht auf die Sehhilfe zwar ein Verzicht auf momentanes scharfes Sehen ist, daß aber dieser Verzicht nicht nur Hilflosigkeitsgefühle oder Unfähigkeitsgefühle in Ihnen auslösen muß, sondern daß es in Ihrer Hand liegt, was Sie daraus machen.

Sehtraining ist eine Angelegenheit für Menschen, die einen Lernprozeß zur mündigen Verantwortung durchmachen *wollen*.

Gewiß wird jeder ganz für sich allein entscheiden müssen, ob er völlig auf seine Sehhilfe verzichten will, verzichten kann und welches Ziel er sich mit seinem Sehtraining überhaupt stecken will. Wer Sehtraining richtig begreift, begreift auch, daß dies einen allmählichen Abbau des »Ziel«-Denkens und einen Aufbau des »Weg«-Denkens« bedeutet.

Mit diesem »Weg«-Denken meine ich das Gefühl, das sich bei einem geglückten Anfang, wie ich ihn als Einführung zu schildern versuchte, einstellt: das Gefühl, etwas Richtiges für sich, für seine Augen zu tun. Zu spüren, zu fühlen, daß es richtig ist, sich nicht stündlich, täglich zuviel abzuverlangen. Das gilt auch für das Sehtraining, das nicht funktionieren kann, wenn man sich vornimmt, in einer bestimmten Zeit um so und so viele Dioptrien besser sehen zu müssen. Denn dies geht über den »Befehlskanal« in Ihr Gehirn, der Sie sofort unter Druck setzt, ehe Sie noch gespürt haben, daß Sie jetzt mit etwas beginnen sollen, das Ihnen guttut und nicht gleich wieder Neues abverlangt.

Natürlich ist erfolgreiches Sehtraining nur mit dem Willen zur Konsequenz und Selbstüberwindung zu erreichen. Aber als erstes muß ein Umerziehungsprozeß in Ihrem Denken und Fühlen stattfinden, der sich sofort auch in einer geänderten Alltagsbewältigung niederschlagen wird. Zunächst lernen Sie zu akzeptieren, daß Sie etwas nicht so gut können wie andere: scharf sehen.

Sie sind bereit, diesen langsameren Leistungsrhythmus anzunehmen, sooft dies möglich ist. Dabei entdecken Sie, daß dieser Leistungsrückgang kein Gefühl der Unzulänglichkeit mehr erzeugt, weil im Gefühl das *Muß* durch ein *Kann* ersetzt wird.

Dies wird für jeden ein ganz langsamer, ein ganz individueller Prozeß sein. Welche Umstellungen Sie bei Ihrer Arbeit, in Ihrem Privatleben dabei vornehmen werden, liegt in Ihrem persönlichen Ermessen.

Niemand wird Ihnen sagen können, was ausgerechnet *Sie* am meisten entlastet und damit am besten entspannen läßt.

Ich kann Ihnen nur die Entspannungsübungen zeigen und Ihren Willen zur Entspannung zu kräftigen versuchen.

Wenn Ihnen das vorher geschilderte Einstiegserlebnis für Ihr Sehtrainingsprogramm geglückt ist, d. h., wenn Sie einige Male spüren konnten, daß das Abnehmen der Sehhilfe, etwa in der Natur, Ihnen auch ein neues, positives Gefühl schenken kann, nämlich das einer bewußten Beziehungsaufnahme mit Ihrer Umwelt, dann können Sie langsam mit Ihrem Alltagsprogramm beginnen.

Wichtig ist, daß Sie sich den Begriff *langsam,* den ich Ihnen bei der Augenübung des Umwanderns später noch näherbringen werde, für Ihr ganzes Sehtrainingsprogramm zuerst *vorsagen* und dann *spüren* lernen, damit Sie hierbei nicht beginnen, sich sofort wieder zu überfordern.

Beginnen Sie also wie gesagt *langsam* damit, sich den Anforderungen Ihres Alltags auch ohne Sehhilfe auszusetzen. Ihr erstes Ziel sollte es sein, so rasch, so oft wie möglich zu lernen, ohne diese Sehhilfe auszukommen.

Dieses Ziel erreichen Sie nur über die Entwicklung eines für Sie neuen Gefühls des Spürens, wenn Sie damit beginnen, sich zu überfordern.

Wenn Sie nun zum ersten Mal zu Hause, in vertrauter Umgebung, damit beginnen, die Sehhilfe wegzulassen, um irgendwelche Arbeiten zu verrichten, die Sie gewöhnlich mit Sehhilfe erledigen, dann fragen Sie sich dabei immer wieder: »Wie geht es mir jetzt? Wie fühle ich mich? Wird es mir schon zuviel?«

Wenn Sie spüren, daß es Ihnen zuviel wird und Sie Ihre Arbeit sofort erledigen müssen, dann setzen Sie lieber wieder Ihre Sehhilfe auf. Im Lauf der Zeit werden Sie jedoch darauf kommen, daß Sie sich ruhig einmal etwas Zeit gönnen können und nicht immer alles sofort tun müssen. Machen Sie dann ein paar Entspannungsübungen, und versuchen Sie, die Intervalle ohne Sehhilfe hinauszudehnen, solange Sie möchten und können.

Denn am Anfang ist nicht nur das Gewöhnen an das unscharfe Sehen wichtig, sondern in gleichem Maß das Anerziehen neuer Sehgewohnheiten, die Sie auch außerhalb Ihres regulären Übungsprogramms bewußt anwenden sollen, sooft Sie daran denken, auch mit Ihrer Sehhilfe.

Sooft wie möglich sollten Sie versuchen, sich dabei zu »ertappen«, wie Sie, schon wieder einmal, entweder blicklos ins Leere starren oder bei einer für Sie rein mechanischen Tätigkeit schon wieder einmal an ganz etwas anderes denken, als an das, was Sie im Augenblick gerade tun, also auch sehen.

Versuchen Sie bitte, sooft Sie können, sich in die Realität, in der Sie sich gerade befinden, zu versetzen. Dies ist gar nicht so leicht, wie Sie anfangs vielleicht glauben. Sehr rasch werden Sie bemerken, daß Sie z. B. während eines Spaziergangs schon wieder so lange an etwas anderes gedacht haben als an das, was Sie eben hätten *sehen* sollen. Sie werden sich selbst dabei »erwischen«, daß Sie schon wieder einmal die Realität *übersehen* haben.

Diesen Ihren Automatismus des *Übersehens* aber können Sie nur dadurch allmählich abstellen, daß Sie damit beginnen, sich *bewußt* zum *Hindenken* und *Hinsehen* zu erziehen.

Nur damit setzen Sie einen wirksamen Beginn für jenes »Gegen«-Verhalten, das Ihnen wieder normales Sehen ermöglichen soll: *der Wille zum bewußten Denken und Sehen.*

Alle Übungen, die ich Ihnen im folgenden nahebringen will, haben das gemeinsame Ziel, Sie dazu fähig zu machen, wieder normal sehen zu lernen. Täglich etwa 1 Stunde lang, über den Tag verteilt, sollten Sie dieses Übungsprogramm durchführen. Dies allein wird gewiß nicht dazu ausreichen, eine Organschwäche, einen Organschaden, der über viele Jahre hinweg entstanden ist, zu bessern oder gar aufzuheben.

Wenn Sie mit diesem Übungsprogramm beginnen, werden Sie rasch spüren, daß Ihre Augen darauf ansprechen. Ich habe im Verlauf mehrjähriger Praxis niemanden erlebt, der bei konsequentem Training und gleichzeitig reduziertem Gebrauch der Sehhilfe keine positiven Auswirkungen auf seine Augen gespürt hätte.

Grundvoraussetzung für ein erfolgreiches Sehtraining ist, daß Sie sich dazu erziehen, während des Tages mit oder ohne Sehhilfe sooft wie möglich Ihre Umwelt nicht anzustarren, sondern langsam, fließend die Konturen der Gegenstände zu »umwandern«.

Die richtige Übungspraxis sollte für Sie also so aussehen: Verrichten Sie täglich etwa 1 Stunde über den Tag verteilt die ersten

3 Übungen des Übungsteils Sonnen, Palmieren, langes Schwingen.

Dann suchen Sie sich aus dem gesamten Übungsprogramm jeweils wechselnd jene Übungen aus, die Ihnen besonders guttun und die für Sie besonders wirksam sind.

Wichtig ist das »Hineinziehen« dieser Übungen in den Alltag. Halten Sie die Augen sooft wie möglich beweglich. Lassen Sie sie vom Nahem zum Fernen hin- und herspringen, und »umwandern« Sie die Gegenstände mit ihnen. Vor allem denken Sie an das, was Sie gerade sehen.

Fragen Sie sich dabei immer wieder: »Wie geht es mir jetzt? Wie sehe ich jetzt? Brauche ich jetzt ein paar Entspannungsübungen? Wie kann ich meine gegenwärtige Situation verändern, wenn ich spüre, daß ich mich überfordere oder überfordern lasse?«

Wenn es Ihnen gelungen ist, die Sehhilfe wirklich nur dann zu tragen, wenn Sie sie brauchen (zum Beispiel beim Autofahren), wenn Sie Ihre Stunde pro Tag geübt und Ihre falschen Sehgewohnheiten immer mehr durch richtige, normale ersetzt haben, wird Ihnen vermutlich auch Ihre alte Sehhilfe ein immer unangenehmer werdendes Gefühl beim Tragen bereiten.

Gehen Sie dann zu Ihrem Augenarzt, bzw. gehen Sie zu einem Augenarzt, der sich mit Sehtraining grundsätzlich auseinandergesetzt hat. Wenn Sie ihm von Ihren Bemühungen um Ihre Augen erzählen, wird er es Ihnen sicher nicht abschlagen, statt der zu stark gewordenen Brille jetzt keine entsprechende, sondern eine etwas schwächere zu verschreiben. Damit können Sie dann über die nächsten Runden kommen.

Wenn es Ihnen gelungen ist, die ersten sichtbaren Verbesserungen Ihres Sehvermögens zu erreichen, muß es Ihnen auch gelungen sein, eine neue Basis für jene Lebenseinstellung und -umstellung gefunden zu haben, die sofort danach fragt: »Wie kann ich mich, meine Augen, noch wirksamer entlasten? Was mache ich noch immer falsch, daß ich trotzdem immer wieder eine zu starke Anspannung und schlechtere Sicht an mir feststelle?«

Bei solchen Erfahrungen angelangt, brechen nämlich viele das Sehtraining ab. Viele haben mich gefragt: »Muß ich denn mein ganzes Leben lang Sehtraining machen, das ist doch absurd?«

Ich habe gelernt, auf diese Frage eine simple Antwort zu geben: »Wenn Sie eine Gastritis durch Diät und entspanntere Lebensgewohnheiten zum Verschwinden gebracht haben, wird sie sich gleich wieder melden, wenn Sie von neuem Ihren Magen belasten. Mit Ihren Augen kann das nicht anders sein.«

Sie werden im Lauf Ihres Lebens lernen, mit Ihren Augen verantwortungsbewußt umzugehen, mit einem langsameren Leistungsrhythmus und mit Streß fertig zu werden. Sie werden gewiß nicht ein Leben lang brav eine Stunde pro Tag üben wollen. Aber es wird Ihnen Freude und Erleichterung sein, die Wirksamkeit der Entspannungsübungen für Augen und Körper immer wieder an sich zu erleben.

Vielen Fehlsichtigen erscheint es am Anfang auch unmöglich, ihre bisherigen Freizeitgewohnheiten, die ihnen Freude und Entspannung bereitet haben, um der Augen willen umzustellen. Zum Beispiel das Lesen und Fernsehen.

Gewiß, beides werden Sie sich nicht ganz verbieten dürfen, wenn es Ihnen so wichtig erscheint. Aber vielleicht können Sie lernen, beides anders zu handhaben, indem Sie nicht 10 Stunden hintereinander lesen, sondern sich kürzere Leseerlebnisse verschaffen. Während des Lesens, wie auch bei anderer für die Augen anstrengender Arbeit, sollten Sie die Augen zwischendurch immer wieder schließen, durchatmen, Beweglichkeitsübungen für die Augen machen sowie aufstehen und sich bewegen. Dann tragen Ihre Augen die Belastung wieder viel williger.

Versuchen Sie sich Erlebnisse zu schaffen, die Ihre Augen entlasten, anstatt sie anzustrengen.

Sehen Sie sich nur bewußt ausgewählte Fernsehsendungen an, bleiben Sie nie zu lange vor dem Fernsehgerät sitzen, sondern machen Sie immer wieder Entspannungsübungen.

Alles, was Sie spüren läßt, daß Sie auf dem richtigen Weg sind, Ihre Augen nicht mehr zu überfordern, werden Sie jetzt für sich entdecken können. Setzen Sie dabei bewußt alle Ihre Sinnesorgane ein, und probieren Sie es für sich aus: Nachdem Sie am Abend Ihre Entspannungsübungen gemacht haben, schließen Sie Ihre Augen. Hören Sie bewußt in bequemer Haltung jene Musik, von der Sie derzeit spüren, daß Sie Ihre Gefühle am positivsten beeinflußt. Geben Sie sich dieser Musik hin, lernen Sie dieses »Sich-hingeben«.

Lernen Sie, Ihr abendliches Bad, Ihre morgendliche Dusche bewußt aufzunehmen, zu genießen. Probieren Sie aus, ob Ihnen eine gute Massage wohltut. Entdecken Sie die Freude an der Bewegung, indem Sie sich zu rhythmischer Musik bewegen.

Was Ihnen anfangs vielleicht kindisch, ja lächerlich oder naiv erscheint, wird Ihnen zu Ihrer Überraschung bald so angenehm erscheinen, daß Sie bewußt spüren werden: »Es ist eine neue Erlebensdimension, in die ich mich hineinbegebe. Ich lerne wieder, fast wie ein Kind, Freude an neuen Dingen zu haben, z. B. an einem Vogellaut, den ich früher gar nicht mehr gehört habe. An einem glatten, runden Stein, den ich bewußt anfühle, mit meinen Blicken umwandere, an einem Sonnenstrahl, dessen schönen Einfallswinkel ich früher gar nicht bemerkt hätte.

Dies alles entspannt mich nicht nur, entlastet nicht nur meine Augen auf eine nie gekannte Weise, sondern schenkt mir auch ein neues Lebensgefühl. Auch wenn ich meine reale Umwelt immer dann, wenn ich meine Sehhilfe nicht trage, nicht so scharf sehen kann, erlebe ich sie viel stärker, viel intensiver.

Ich spüre, daß ich empfindsamer werde, aufnahmefähiger, nicht nur für Dinge, die Natur, die Musik, meinen Körper, mich selbst, sondern auch für andere Menschen.«

Wenn ein Mitmensch vor innerem Schmerz »die Augen geschlossen« hat, werden Sie fähig sein, diesen Schmerz in seinen Augen zu sehen, weil Sie an sich selbst gelernt haben, zu sehen.

Sie werden die Augen Ihres Gegenübers nicht mehr nur als Organ, als Bildlieferant für das Gehirn betrachten, sondern als das, was man früher den »Spiegel der Seele« bezeichnete.

Dieses Ihr kostbares Organ Auge kann gar nicht anders, als alle psychischen Reaktionen nicht nur widerzuspiegeln, sondern mitzumachen.

Wenn Sie vor innerem Schmerz, vor Überanstrengung, allzuoft und lange die Augen haben schließen müssen, wird Ihr Auge es Ihnen zeigen, daß Sie mehr Energie verbrauchen, als Sie aufbringen können, um gesund zu bleiben.

Das Gegenbeispiel: Wenn es Ihnen gutgeht, Ihnen z. B. plötzlich

41

eine große Freude widerfährt, werden Ihre Augen »aufleuchten«. Anders gesagt: Ihre Lebensfreude, Ihre Lebensenergie geht in die Augen.

Denn so, wie Sie Ihre Lebensenergie spüren können, wenn es Ihnen gutgeht und Sie z. B. vor Freude »aufspringen«, sich aber schlaff und kraftlos fühlen bei Überanstrengung, so spüren auch Ihre Augen Positives (Ausdruck der Freude in den Augen) und Negatives (Leere, Trauer oder Erregung im Ausdruck der Augen mit den Symptomen Müdigkeit, Überreizung, Schädigung).

Praktische Übungen

Einleitung

Bevor Sie darangehen, den Übungsteil durchzulesen, ein paar Hinweise zum richtigen »Einlesen«.

Zunächst sollten Sie diesen Übungsteil nicht in einem Zug und so rasch wie gewohnt durchlesen. Er will erarbeitet werden, soll er seinen Zweck erfüllen. Denn seine Ausführlichkeit hat gute Gründe.

Die Erfahrungen aus Fehlerquellen bei Anfängern im Sehtraining sind darin berücksichtigt, und die Übungen sind bis ins kleinste so durchkonzipiert, daß Sie in der Praxis eigentlich nichts falsch machen können. Um eines möchte ich Sie aber bitten, ehe Sie anfangen, mit den Übungen zu beginnen: Wenn Sie mehr als minus 10 Dioptrien haben, eine Augenoperation vor bzw. hinter sich oder irgendwelche anderen organischen Schäden am Auge haben, sollten Sie mit Ihrem Augenarzt oder mit einem Augenarzt, von dem Sie wissen, daß er sich mit Sehtraining auseinandersetzt, darüber reden, daß Sie Sehtraining machen wollen.

Es ist zwar meines Wissens kein Fall bekannt, daß jemand durch Augentraining Schaden irgendwelcher Art genommen hätte, in den erwähnten Fällen sollten Sie sich aber doch absichern. In allen anderen Fällen empfehle ich den zusätzlichen Besuch beim Augenarzt ebenfalls, überlasse dies jedoch letztlich Ihrer Entscheidung.

Sie werden sich vielleicht auch fragen, ob Sie die Übungen nur ohne Sehhilfe machen können. Natürlich ist es am besten, die Sehhilfe dabei abzunehmen. Wenn es aber zwischendurch, im Büro, im Auto, unterwegs, wo immer Sie die Sehhilfe tragen müssen, nicht anders geht, werden Sie freie Akkommodations-, Umwanderungs- oder Vorstellungsübungen gewiß auch sinnvoll mit Sehhilfe machen können.

Noch ein Tip: Es ist sehr wichtig, daß Sie die Übungen genau bis ins Detail nach den gegebenen Anweisungen machen, jede Abweichung davon kann den Erfolg in Frage stellen.

Helfen Sie sich am Anfang am besten damit, daß Sie die komplizierteren Übungen langsam auf Band sprechen und beim Üben abspielen, oder bitten Sie jemanden, Ihnen solange vorzulesen, bis die Übungen »sitzen«.

Wenn Sie sich zusätzlich dabei entspannen wollen, besorgen Sie sich für das Üben zu Hause auch Platten oder Kassetten mit beruhigender, harmonischer Musik. Bewährt haben sich beim Training Harfen- und Flötenstücke sowie Barockmusik.

Ehe Sie ans Üben gehen, sollten Sie sich folgendes besorgen: 1 Bogen schwarzes Papier, ungefähr im Format DIN-A4 (zum Befestigen der X- bzw. Violinschlüsselkärtchen, die Sie auf der Schlußseite dieses Buches finden und dort bitte herauslösen wollen);

ein etwa 50 cm langes grünes und ein etwa 20 cm langes rotes Stäbchen (ich empfehle Naturholzstäbchen, die Sie selbst lackieren, da solche Stäbchen kaum zu bekommen sind);

2 Gummibälle, die leicht mit einer Hand zu fangen sind, der eine etwa so groß wie ein Tennisball, der andere etwas kleiner;

1 Strick (dicke Schnur) von etwa 4 m Länge.

Nun »steigen« Sie also in den Übungsteil ein. Noch einmal: Lassen Sie sich bitte Zeit beim Durcharbeiten. Probieren Sie die eine oder andere Übung einmal aus. Allein, mit Freunden oder mit der Familie. Reden Sie darüber, befreunden Sie sich damit. Das ist sehr wichtig.

Ich wünsche Ihnen ein gutes Beginnen!

Übung 1: Das Sonnen

Üben Sie am besten im Freien, in der Sonne. Ist dies nicht möglich, kaufen Sie sich eine 150-Watt-Lampe.

Am besten sind ganz normale 150-Watt-Flood-Spots. Keine Punktstrahler, kein Kaltlicht. In der Praxis haben sich Klemmspots sehr bewährt. Man kann sie praktisch überall montieren und auch auf Reisen mitnehmen, weil sie klein und handlich sind.

Stellen Sie sich aufrecht, aber locker hin, bzw. setzen Sie sich, ebenfalls in aufrechter Haltung, auf einen Stuhl mit gerader Lehne. Ihre Füße stellen Sie nebeneinander flach auf den Boden, die Hände legen Sie in den Schoß. Wenn Sie die Übung stehend ausführen wollen, lassen Sie die Arme locker herunterhängen.

Ihr Gesicht ist der Sonne zugewandt. Wenn Sie mit einer Lampe üben, soll diese in 2 m Entfernung aufgestellt werden. Verändern Sie diese Distanz nicht. 100 Watt in 1 m Abstand ergeben eine veränderte Licht- und Strahlungsintensität. Bleiben Sie bei 150 Watt in 2 m Entfernung. Sie haben damit die Lichtmenge eines sonnigen Tages im Schatten.

Atmen Sie tief und gut durch, und schließen Sie dann langsam und bewußt die Augenlider. Es ist wichtig für diese Übung, daß Sie dieses Schließen der Lider bewußt, den Blick geradeaus gerichtet, vornehmen. Wenn Sie Ihre Lider nämlich rasch schließen, wandern Ihre Augäpfel nach oben in Schlafhaltung, wodurch der Lichteinfall in Ihr Auge wesentlich geringer wird.

Nun spüren Sie also, bei sorgsam geschlossenen Lidern, die angenehme Wärme des entstrahlten Lichts in Ihre Augen dringen.

Genießen Sie kurz dieses angenehme Gefühl, ehe Sie beginnen, Ihren Kopf in einer waagrechten Drehbewegung, die etwa 10 cm ausschwingen soll, rhythmisch hin- und herzubewegen. Diese Bewegung sollen Sie nicht schneller als etwa 30mal in der Minute ausführen.

Nun stellen Sie sich vor, daß die Sonne bzw. Ihre Lampe jeweils in die entgegengesetzte Richtung zu schwingen beginnt, in der Sie Ihren Kopf bewegen. Sie schwingen nach links, die Sonne nach rechts und wieder zurück. Und so geht es immer weiter.

Versuchen Sie dabei, möglichst an nichts anderes zu denken, als daran, daß diese Wärme, dieses Licht, diese sanften Bewegungen Ihren Augen, Ihrem Nacken, Ihrem Gefühl guttun.

Verbinden Sie Ihr Gefühl möglichst mit dieser Wärme, diesem Licht, der Bewegung.

Nach höchstens 5 Minuten öffnen Sie dann langsam, blinzelnd beide Augen. Bleiben Sie noch ein bißchen in Ruhestellung.

Nach dieser Augenübung, der ersten Basisübung für jedes Augentraining, sollten Sie möglichst jedes Mal palmieren (siehe Übung 2).

Sonnen — wann, wie oft?

Möglichst zweimal am Tag, am Vor- und Nachmittag oder am Morgen und am Abend, wenn Ihr Terminplan eine andere Einteilung nicht erlaubt.

Sonnen — warum?

Die für Ihr Augentraining so grundlegend wichtige Übung des Sonnens ist eine Multifunktionsübung: Die hinter Ihren geschlossenen Lidern entstehende rote Helligkeit (gefiltertes, entstrahltes Licht) überzieht Ihre Netzhaut und fördert deren Durchblutung.

Die sanfte Drehbewegung des Kopfes entspannt Ihre Halsmuskulatur, wodurch die Versorgung und Entsorgung des Stoffwechsels von und zum Kopf und damit zu Ihren Augen verbessert wird.

Durch die Vorstellung der Gegenbewegung der Sonne bewegen sich Ihre Augäpfel *unwillkürlich,* d. h., Sie nehmen die erste Übung vor, bei der Sie durch Ihre Vorstellung die ansonsten willkürlich funktionierenden Augenmuskeln entspannen, unwillkürlich sich bewegen und trainieren lassen. Der willkürliche Befehl, nach links und dann nach rechts zu schauen, würde nämlich durch den gleichen Kanal gehen, der irgendwann immer wieder Ihre Augenmuskeln durch Befehle, die Sie gegeben haben, hat verspannen lassen.

Ein weiteres positives Resultat des Sonnens, also der Bestrahlung mit Licht, ist die anregende und wohltuend aufbauende Wirkung. Deshalb wird das Sonnen heute in der Psychotherapie bereits vielfach eingesetzt.

Übung 2: Das Palmieren

Setzen Sie sich auf einen Stuhl mit gerader Lehne an einen Tisch. Stützen Sie Ihre Ellenbogen auf diesen Tisch, und bedecken Sie nun mit Ihren hohlen Handflächen Ihre Augen, und zwar so, daß sich Ihre Finger über den Augenbrauen auf Ihrer Stirn kreuzen. Lassen Sie dabei vorerst Ihre Augen geöffnet, um kontrollieren zu können, ob Sie Ihre Handflächen schon so geschickt in Position gebracht haben, daß kein Licht mehr eindringen kann. Wichtig dabei ist, daß Ihre Augäpfel von den Handflächen nicht berührt werden und daß Augenlider, Augenbrauen und Ihre Finger möglichst entspannt sind.

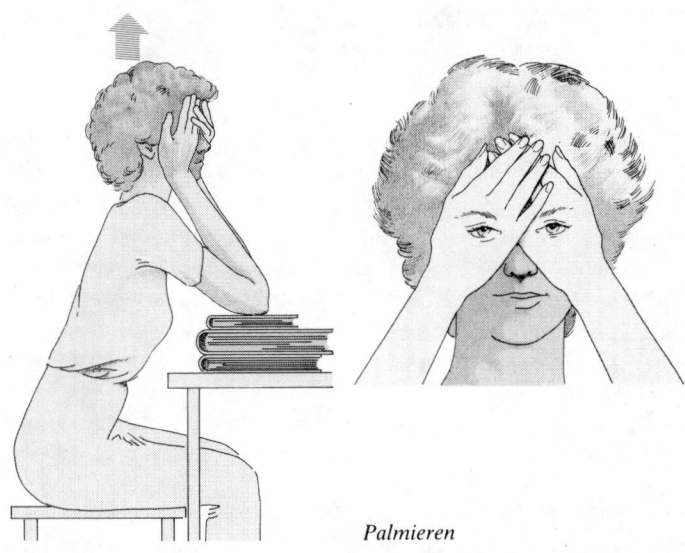

Palmieren

Jetzt achten Sie bitte darauf, ob Sie so gerade sitzen, daß Ihr Nacken und Ihr Rücken eine Linie bilden. Der Kopf darf nicht nach vorn geneigt werden, im Gegenteil: Ihr Nacken soll den Kopf so stark in Richtung Decke strecken, als zöge ihn von dort ein Magnet an.

47

Meist ist es notwendig, Bücher oder Polster als Stützen für die Ellenbogen auf den Tisch zu legen, um diese gerade Haltung von Rücken, Nacken und Kopf optimal zu erreichen.

Nun atmen Sie einmal tief und gut durch. An dieses tiefe und gute Durchatmen sollten Sie sich während der gesamten Übung immer wieder erinnern. Denn besonders am Anfang werden Sie wegen der Anstrengung, auch alles richtig zu machen, unbewußt immer wieder verkrampfen. Mit dem tiefen und guten Durchatmen erinnern Sie sich immer wieder daran, daß diese Minuten des Palmierens, des Bedeckens der Augen mit den Handflächen, Ihnen eine ganz neue Form des Entspannens schenken sollen.

In gerader, entspannter Haltung und mit den über Ihren Augen gekreuzten Händen lassen Sie Ihre Augenlider leicht zufallen. Jetzt sind Sie im besten Sinn mit sich allein. Nun werden Sie beginnen, sich mit sich selbst, Ihren Augen so zu beschäftigen, daß es Ihnen guttut.

Spüren Sie, wie von Ihren gewölbten Handflächen wohltuende Wärme in Ihre Augäpfel strömt? Spüren Sie, wie entspannend der Gedanke sein kann, daß Sie sich ab heute immer dann, wenn Sie es brauchen, in diese kleine dunkle Höhle, die Ihre Handflächen bilden, zurückziehen können? Immer dann, wenn Ihre Umwelt Sie vielleicht überfordert hat. Immer dann, wenn Ihr Gehirn, Ihre Augen überreizt sind. Atmen Sie wieder tief und bewußt durch. Versuchen Sie, Ihren ganzen Körper, Ihre Augäpfel so entspannt wie möglich zu spüren. Dann beginnen Sie mit dem Palmieren.

Ich werde Ihnen im folgenden 3 Möglichkeiten des Palmierens aufzeigen. Als erstes möchte ich Ihnen jene Form des Palmierens nahebringen, die alle Aufgaben dieser Übung abdeckt.

Das klassische Palmieren
Dieses Palmieren, das von Dr. Bates entwickelt wurde, soll Sie jetzt, da Sie an Ihrem Tisch sitzen, anregen, aus Ihrem Erinnerungsvermögen Bilder aufsteigen zu lassen und dabei einen Gedankengang möglichst von Anfang bis zum Ende durchzudenken, ohne störende Gedanken zuzulassen. Das klingt wesentlich einfacher, als es tatsächlich ist.

Beginnen Sie zunächst mit einer kleinen, für Sie angenehmen Gedankenübung. Führen Sie sich etwa einen Spaziergang wieder vor Augen, der besonders schön für Sie war. Versuchen Sie, die Bilder dieses Spaziergangs von Beginn an möglichst in allen Details, die Sie gesehen haben, ablaufen zu lassen. Falls Ihnen kein solcher Spaziergang einfällt, ist es ein möglicher Anfang, wenn Sie vom Öffnen der Wohnungstür an einen Spaziergang durch die eigene Wohnung, das Haus, den Garten mit allen bildlichen Details so visualisieren, daß die Realität vor Ihren geschlossenen Augen möglichst deckungsgleich ist mit jener, die sich Ihren offenen Augen geboten hat.

Wenn Sie merken, daß während des Versuchs, eine Situation, ein Umfeld zu visualisieren, Störgedanken auftauchen, sollten Sie die Übung abbrechen. Den Störgedanken also nicht verdrängen, sondern ihn als lästige Angewohnheit, die nicht sofort abzustellen ist, ohne besonders ärgerlich auf sich selbst zu werden, annehmen und dann mit der Übung ganz von vorn beginnen. Atmen Sie vor allem dann, wenn Sie mit solchen Störfaktoren zu kämpfen haben, gut durch. Und beginnen Sie Ihre Bilderreihe von neuem.

Wenn Sie spüren, daß die Übung zu anstrengend für Sie wird, brechen Sie sie ab.

Haben Sie Geduld mit sich: Es dauert eine Weile, bis die Bilder, die Gedanken zwanglos von selbst kommen. Wenn Ihnen dies gelingt, können Sie das Palmieren je nach Ihrem Befinden allmählich bis auf höchstens 10 Minuten steigern.

Wenn Sie spüren, daß Sie genug palmiert haben, überprüfen Sie – vorerst bei geschlossenen Lidern –, ob Sie Ihr Sehzentrum wirkungsvoll entspannt haben. Je tiefer das Schwarz vor Ihren geschlossenen Augen ist, um so besser ist Ihnen diese Entspannung gelungen.

Öffnen Sie dann blinzelnd Ihre Augen. Bleiben Sie noch ein bißchen sitzen, und atmen Sie gut durch, ehe Sie sich erheben.

Falls Sie am Anfang Vorstellungsschwierigkeiten haben, vielleicht auch, weil Sie besonders nervös und überreizt sind: Es gibt gute Mittel, die Ihnen das Palmieren erleichtern helfen. Allerdings kann dann diese Übung eine Aufgabe nicht erfüllen: Ihr Erinnerungs- und Assoziationsvermögen zu trainieren.

Dies geschieht nur bei der oben geschilderten Version des Palmierens, nämlich nur dann, wenn Sie selbst aus Ihrem immer wieder widerstrebenden Erinnerungs- und Assoziationsvermögen Gedanken, Bilder und damit auch Gefühle herausholen.

Dieses »Herausholen« beim Palmieren bringt nämlich wieder etwas in Schwung, das Sie einmal begonnen haben, mehr oder minder lahmzulegen: den Willen, sich an bestimmte Dinge überhaupt zu erinnern bzw. bestimmte Assoziationen überhaupt zuzulassen. Dieses gestörte Erinnerungs- bzw. Assoziationsvermögen wiederum bringt in logischer Weiterführung auch Vorstellungsschwierigkeiten mit sich.

Auf dieser weiteren Ebene des Palmierens, die sich mit dem Antrainieren von Möglichkeiten gegen diese Vorstellungsschwierigkeiten befaßt, hilft Ihnen die 2. Variante des Palmierens.

Das Vorstellungspalmieren

Das Vorstellungspalmieren geschieht unter Zuhilfenahme von äußeren Hilfsmitteln sowie akustischer Eindrücke, die Sie in Bilder vor Ihren geschlossenen Augen umsetzen sollen.

Hierbei haben Sie viele Möglichkeiten, die Sie rasch selbst variieren lernen. So können Sie z. B. das Rundfunkgerät einschalten und versuchen, ein Hörspiel für sich in Bilder umzusetzen, Sie können auch entsprechende Kassetten oder Schallplatten auflegen bzw. sich von jemandem eine Geschichte vorlesen lassen, die Ihnen besonders geeignet erscheint. Versuchen Sie, vor allem am Anfang, sich mit Vorstellungsübungen zu beschäftigen, die Ihnen guttun.

Denn nur auf zwanglose, entspannte Weise werden Sie sich selbst mit der Zeit dazu bringen können, mühelos vor Ihren Augen Bilder aufsteigen zu lassen.

Gute Erfahrungen habe ich in diesem Zusammenhang mit einem Meditationstext für die Augen gemacht, den ich speziell darauf hinentwickelt habe, nicht nur besonders angenehme, die Gefühlswelt positiv berührende Vorstellungsbilder zu schaffen, sondern darüber hinaus auch die Augenmuskulatur kräftig zu trainieren.

Diesen Meditationstext für die Augen finden Sie am Ende dieses Buches. Ich möchte Ihnen empfehlen, diesen Text auf Kassette

zu sprechen oder von jemandem, dessen Stimme für Sie besonders angenehm ist, auf Kassette sprechen zu lassen und ihn mit
der Musik zu unterlegen, die Ihre Stimmung im Hinblick auf diese Meditation positiv beeinflussen kann. Ich habe in der Praxis
für den Anfang Harfenmusik gewählt und diese während der ganzen Lesung im Hintergrund spielen lassen bzw. bei manchen, sich
aus dem Text ergebenden Pausen, in den Vordergrund gestellt.
Dabei können Sie gewiß nach eigenen Vorstellungen vorgehen.

Das Ziffer- bzw. Atempalmieren

Diese 3. Variante des Palmierens wenden Sie bitte nur dann an,
wenn es Ihnen aus Gründen gegenwärtig nicht zu überwindender
innerer Spannungen nicht möglich ist, die beiden anderen Arten
des Palmierens auszuüben, bzw. wenn Sie das Palmieren bewußt
nur ganz kurz halten wollen oder müssen.

Das Ziffer- bzw. Atempalmieren können Sie auch ohne Tisch im
Sitzen durchführen. Stützen Sie dabei Ihre Ellenbogen auf Ihren
Oberschenkeln so auf, daß trotz des Vorbeugens Kopf, Nacken
und Rücken eine gerade, wenn auch im ganzen nach vorn geneig-
te Linie bilden. Sicher werden Sie dazu für Ihre Ellenbogen eine
Unterlage benötigen.

Wenn Sie sich rasch entspannen wollen und die äußeren Umstän-
de es erlauben, können Sie sich auch flach mit dem Rücken auf
den Boden legen. In diesem Fall werden Sie ein Kissen auf Ihre
Brust legen müssen, damit sich Ihre Ellenbogen bequem abstüt-
zen können.

Wie bereits bei Variante 1 und 2 des Palmierens beschrieben,
legen Sie Ihre gewölbten Handflächen mit auf der Stirn gekreuzten Fingern so über Ihre Augen, daß Sie keinen Lichteinfall mehr
sehen, dann schließen Sie ebenfalls leicht die Augen.

Nun schenken Sie Ihre Aufmerksamkeit zuerst Ihrem Atem. Je
größer die Anspannung war, um so flacher und gepreßter wird er
sein.

Beginnen Sie damit, sich ganz bewußt für 1−2 Minuten mit Yoga-
atmung zu entspannen (siehe Übung 10).

Dann holen Sie sich die 1. Ziffer vor Ihre geschlossenen Augen:
Atmen Sie tief ein, und lassen Sie dabei die Ziffer 1, von unten

her kommend, in Ihr Blickfeld aufsteigen. Sie sehen zunächst nur die Spitze dieser 1; wenn sie sich, immer weiter aufsteigend, voll sichtbar in Ihrem Blickfeld zeigt, haben Sie endgültig eingeatmet.

Danach beginnen Sie wieder tief auszuatmen. Lassen Sie die Ziffer dabei von oben nach unten wieder aus Ihrem Blickfeld verschwinden. Dann holen Sie sich, erneut einatmend, die Ziffer 2.

Holen Sie sich so viele Ziffern vor Ihre Augen, wie Sie Ihrem Gefühl nach brauchen, um Ihren Körper und Ihr Sehzentrum wirkungsvoll zu entspannen.

Palmieren – wann, wie oft?

Das klassische Palmieren sollten Sie nach Möglichkeit immer nach dem Sonnen, also zumindest zweimal am Tag ausüben. Die Dauer können Sie selbst variieren: von mindestens etwa 2 bis höchstens rund 10 Minuten.

Palmieren in den entsprechenden Varianten sollten Sie immer dann, wenn Sie sich von Ihrer Umwelt überreizt oder überfordert fühlen, eventuell auch als Abschluß von durch Sie selbst ausgewählten Augenübungen, die Sie als Entlastung während des Tages vorgenommen haben.

Palmieren – warum?

Die Multifunktionsübung des klassischen Palmierens trainiert Ihr Erinnerungs- bzw. Assoziationsvermögen, Ihre Vorstellungskraft und Ihre Fähigkeit zu visualisieren, daneben auch Ihre Augenmuskulatur, die während der Visualisierung bei geschlossenen Augen, in entspanntem Zustand, kräftig arbeiten kann.

Ihr Sehzentrum entspannt sich durch den *umgekehrten Sehvorgang,* d. h., Ihre Augen liefern nicht, wie beim normalen Sehvorgang, mit geöffneten Augen durch Lichteinwirkung Bilder in Ihr Sehzentrum, sondern Ihr Denken bei geschlossenen Augen läßt aus den Erinnerungs- bzw. Assoziationszonen Bilder im Sehzentrum entstehen.

Ihr Organ arbeitet also mühelos, da es sich um keine »Lieferung« konkreter Bilder bemühen muß.

Palmieren eignet sich vor allem auch darum, weil Sie hierbei am raschesten erkennen können, wo Ihre ganz persönlichen Probleme im »Übersehen« liegen.

Im Laufe unseres Trainings mit etwa 200 Personen habe ich auch an mir selbst erfahren, daß die Probleme beim Palmieren so individuell sind wie die ganz persönlichen Sehschwierigkeiten.

Dabei, und dies erscheint sicher auch im Hinblick auf die wissenschaftliche Erforschung des Augentrainings interessant, waren trotz aller individueller Unterschiede auch objektivierbare Beobachtungen beim Palmieren zu machen.

Aus diesen Erfahrungen leite ich folgendes ab: Wenn Sie sehr stark kurzsichtig sind und Ihnen anfangs überhaupt keine Bilder bei geschlossenen Augen gelingen, während Ihr vielleicht normalsichtiger Partner dies beim ersten spielerischen Versuch sofort zustande bringt, seien Sie nicht entmutigt.

Ich habe die Feststellung gemacht: Je höher der Grad der Kurzsichtigkeit, um so schwerer gelingt die Visualisierung von Bildern. Wobei wir gemeinsam mit den Trainierenden erst herausarbeiten mußten − und hierauf sollten Sie besonderes Augenmerk legen −, daß sich etwas in Gedanken vorstellen zu können noch lange nicht heißen muß, dies in Bildern vor den geschlossenen Augen auch sehen zu können.

Es genügt beim Palmieren nicht, sich abstrakt, also nur in Gedanken, an etwas erinnern zu können, man muß es in konkreten Bildern vor den geschlossenen Augen haben.

Wie gesagt, wir haben während der Arbeit mit Fehlsichtigen die besonderen Widerstände der stärker Kurzsichtigen beobachtet, sich etwas »vor Augen zu führen«, also die Unfähigkeit zu visualisieren.

Was die Kurzsichtigen selbst immer wieder mit Erstaunen feststellten, war weiterhin, daß sie auch bei geschlossenen Augen nicht imstande waren, in die Ferne zu »sehen«.

Das bedeutet konkret, daß ihr Denken sich beim Palmieren weigerte, in die Ferne zu »denken«, von dort her Erinnerungsbilder abzurufen.

Da bei geschlossenen Augen ja kein deformierter Augapfel schuld an einem fehlenden Bild sein kann, sondern eindeutig das Gehirn sich weigert, »in die Ferne zu sehen«, darf man hier vielleicht den Ansatz suchen für den Beweis, daß *nicht denken können* auch *nicht sehen können* bedeuten kann.

Auch war bei allen Kurzsichtigen beim Palmieren zu beobachten, daß ihr Wille, sich in der Ferne Bilder vorzustellen, mit starken Unlust- und Widerstandsgefühlen verbunden war.

Beobachten Sie auch an sich möglichst genau, wo Ihre Probleme liegen. Wenn es Ihnen z. B. gelingt, sich ein Detail eines ganzes Bildes, sagen wir zum Beispiel eine Blume, die in einer Vase auf einem mit Gegenständen bedeckten Tisch stand, ganz genau bildlich vorzustellen, d. h., wenn Sie diese Blume sehr schön in allen Einzelheiten vor sich sehen können, aber es Ihnen nicht gelingen will, die Vase und die anderen Gegenstände zu »sehen«, dürfen Sie auf folgendes schließen: Sie gehören wahrscheinlich zu den Menschen, die sich sehr stark konzentrieren können, d. h., die mit aller Kraft so sehr mit der Beobachtung oder Erledigung eines Segments einer Gesamtsituation beschäftigt sind, daß alles andere ihrer Wahrnehmung, oder ganz bewußt gesagt, ihrer Aufmerksamkeit entgeht.

Denn dies ist die ganz große Aufgabe des Palmierens für Sie: den Unterschied zwischen Konzentration und Aufmerksamkeit zu erlernen.

Wie aus obigem Beispiel ersichtlich wird, erfaßt Konzentration unter großer, oft zwanghafter Willensanstrengung immer nur einen Teil vom Ganzen. Eine Verhaltensweise, die man uns allen anerzogen hat, um höhere Effizienz zu erreichen: »Konzentriere dich auf eine Sache, dann erreichst du in kürzerer Zeit mehr.« Niemand hat aber gesagt: »Sei dir auch bewußt, daß dies auf Kosten des Gesamtüberblicks geht und daß du dadurch erlernst, alles andere zu ›Übersehen‹.«

Kinder verteilen ihre Aufmerksamkeit, solange man sie dies in Ruhe tun läßt, mit gleicher Kraft auf alle Dinge ihrer Umgebung. Nur spielerisch verlagern sie den jeweiligen Schwerpunkt ihres Interesses und werden damit allem Aufzunehmendem, zu Sehendem, gerecht.

Aufmerksam sein heißt, mit wachem Bewußtsein, mit regem Interesse dazusein, in der »Jetzt«-Situation alles aufnehmen zu wollen.

Beim Palmieren werden Sie sehr rasch entdecken, was alles Ihrer Aufmerksamkeit entgangen ist, wie mühevoll Sie erst lernen müssen, den Zwang zur Konzentration – im Extremfall bemerken Sie überhaupt nichts mehr von Ihrer Umwelt, weil Sie so sehr mit den Gedanken an eine Sache beschäftigt sind – gegen den freien Willen zur Aufmerksamkeit, den Sie ja einmal gehabt haben, wieder einzutauschen.

Wenn Ihnen diese Schlußfolgerungen logisch erscheinen, werden Sie bei Ihren Palmierversuchen sehr rasch Ihre eigenen Schwierigkeiten bewerten lernen und dadurch Ihren unbewußten Willen zum »Übersehen« zu schwächen beginnen.

Deshalb habe ich im Übungsteil dem Palmieren den meisten Raum gewidmet, weil ich aus Erfahrung weiß, welche zentrale Bedeutung das richtige Palmieren für jedes Augentraining hat und daß Fortgeschrittene das Palmieren als »Auto«-Psychotherapie mit Erfolg einsetzen können.

Hierzu ein Beispiel: Versuchen Sie, sich Ihre letzte Alltagssituation, die Sie so überfordert hat, daß Sie in Ihrer Hilflosigkeit entweder extrem aggressiv oder extrem erschöpft waren, vorzustellen, vor Ihren Augen zu »sehen«. Holen Sie sich diese Situation so lange vor Augen, bis Sie sich damit »desensibilisiert« haben, d. h., bis Ihnen diese Situation innerlich keine extremen Gefühle mehr abverlangt.

Dann versuchen Sie sich vorzustellen, wie es Ihnen gelingen könnte, diese Situation erfolgreich für Sie zu lösen. Dabei spielen Sie zuerst Ihre Versionen der Rache und des erlaubten Ausbruchs der negativen Gefühle durch, ehe Sie mit dem Versuch beginnen, sich eine Lösung in Versöhnlichkeit auszudenken und durchzuspielen.

Sie werden beim Durchspielen Ihrer erarbeiteten »inneren« Realität erleben, daß Sie Abstand genug gewonnen haben, um eine Sache mit Überlegenheit meistern zu können, daß beim inneren Abspielen dieser Bilder ein freudiges Gefühl Ihrer Leistung, der Ansatz zu *ursächlich bewältigter Entspannung* Ihr Lohn sein wird.

Bei weiteren ähnlichen »Real«-Situationen wird Ihnen eine positive Bewältigung immer leichter fallen.

Ich habe erlebt, daß ein solches »Therapie«-Palmieren gegen psychisch verursachte Verkrampfungen und Verspannungen gemeinsam mit Augen- und Ganzkörper-Entspannungsübungen auch zur Verbesserung des Sehvermögens führt.

Damit komme ich zur 3. klassischen Übung jedes Augentrainings: zum langen Schwingen.

Nach der Anregung Ihrer Augen durch das Sonnen und nach deren Entspannung durch das Palmieren sollen Sie nun im geöffneten Zustand, verbunden mit einer Lockerungsübung für Ihren ganzen Körper, bewußt das richtige Sehen erlernen.

Übung 3: Das lange Schwingen

Diese 3. Basisübung nach Dr. Bates können Sie entweder im Freien vornehmen, oder aber Sie stellen sich in die Mitte eines Raumes, und zwar so, daß Ihr Blick ungehindert aus einem Fenster in die Ferne schweifen kann.

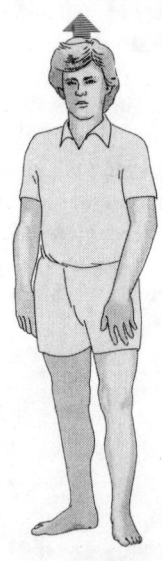

Ausgangsstellung

Stellen Sie sich möglichst locker hin, die Beine leicht gespreizt, die Schultern entspannt. Ganz locker sollen auch Ihre Arme seitlich herunterpendeln. Diese Lockerheit darf nicht dadurch gestört werden, daß Sie sich nun vorstellen sollen, Ihre Schädeldecke werde gleichsam durch einen Magnet zur Zimmerdecke hochgezogen. Diese in unseren Übungen immer wiederkehrende Vorstellungshilfe ermöglicht es Ihnen, Nacken und Rückgrat so geradezuhalten, wie es ein optimaler Übungserfolg verlangt.

Wenn Sie sich, aufrecht stehend, nach der oben erwähnten Art locker fühlen, hüpfen Sie ein paarmal auf und ab. Dann beginnen Sie, sich langsam, weich und rhythmisch vom linken Fuß auf den rechten Fuß und wieder zurück hin- und herzuwiegen. Während Sie Ihr Körpergewicht so von einem auf den anderen Fuß verlagern, achten Sie bitte darauf, daß Ihre Füße fest auf dem Boden bleiben. Denn im gleichen Augenblick, da Sie einen Fuß leicht anheben, beginnen Sie mit einer Muskelanspannung im Bein, die für unsere Übung hinderlich wäre. Probieren Sie das ruhig erst einmal aus.

Wenn Sie das Gefühl haben, rhythmisch, sanft, gleitend und nicht mehr ruckartig hin- und herzupendeln, können Sie mit der Übung beginnen.

Achten Sie darauf, daß Ihre Füße jetzt im Abstand von ungefähr 30 cm parallel zueinander stehen, atmen Sie tief und gut durch, blinzeln Sie einige Male, dann richten Sie Ihren Blick auf das Ihnen nächstgelegene Objekt im Raum. Von dort soll er dann, im weiteren Verlauf der Übung, aus dem Fenster hinaus in die Ferne schweifen können.

Vergessen Sie nicht: Sie stehen ganz locker, Ihr Kopf wird zur Decke gezogen; er macht bei der folgenden Übung keine eigene Bewegung, sondern bewegt sich mit dem Oberkörper mit.

Nun »schwingen« Sie Ihren Körper nach rechts. Ausgehend von der linken Schulter, machen Sie mit Ihrem Körper eine Drehbewegung nach rechts, so lange, bis Ihr Oberkörper parallel zur rechten Wand steht. Dabei verlagern Sie Ihr Körpergewicht auf den rechten Fuß, der linke Absatz hebt sich ein wenig vom Fußboden ab. Wenn Sie so weit sind, daß Ihre Schulterlinie parallel zur rechten Wand verläuft, »schwingen« Sie zurück. Und fließend weiter, bis Ihr Oberkörper parallel zur linken Wand steht. Während dieser Bewegung verlagern Sie Ihr Körpergewicht auf den linken Fuß, Ihr rechter Absatz hebt sich leicht vom Boden ab. So sollten Sie damit beginnen, in einem Rhythmus von etwa 30mal pro Minute, nicht rascher, zu schwingen (Abb. S. 58).

Wenn Sie dies ganz locker und wie von selbst geschafft haben, kommen Ihre Augen dran. Ihre Augen müssen bei dieser Übung lernen, sanft und fließend in der Bewegung von einem Gegenstand zum anderen bis hinaus, weit in die Ferne, zu blicken. Sie werden am Anfang spüren, daß Sie, wenn Sie bewußt auf die verschiedenen Gegenstände blicken, dies nur recht ruckartig können.

Ziel der Übung ist es, Ihren Blick fließend über Nahes und Fer-

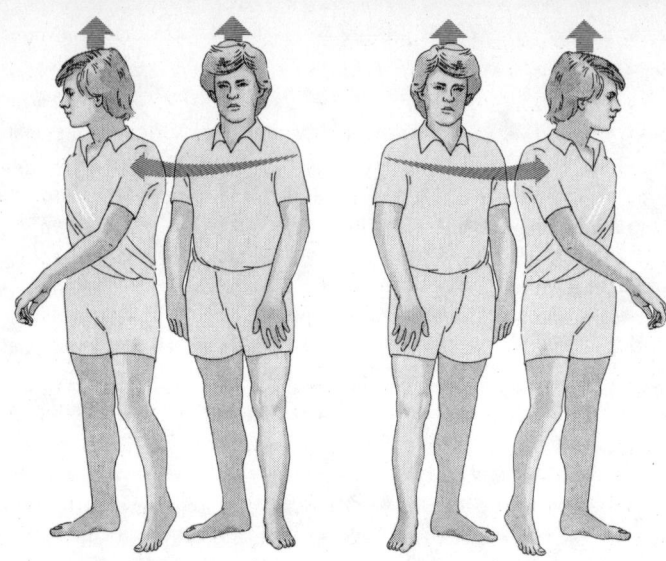

Langes Schwingen

nes schweifen zu lassen und dabei *bewußt* an jeden Gegenstand zu *denken,* den Sie während der Bewegung, während des Umherschweifens des Blickes wahrnehmen.

Achtung: Da diese Übung Sie dazu erziehen soll, wieder bewußt die Dinge aufzunehmen, ist Ihre ganze Mühe vergeblich, wenn Sie während des Schwingens an etwas anderes denken als an das, was Sie sehen. Dies ist nicht ganz leicht, wie Sie erleben werden, sobald Sie mit der Praxis beginnen. Aber jede Mühe, die Sie sich hier wie auch bei anderen Übungen geben müssen, zeigt Ihnen, wie weit Sie sich von den sogenannten normalen Sehgewohnheiten entfernt haben. Mit dieser Mühe beginnen Sie, sich wieder normale Sehgewohnheiten anzutrainieren.

Wenn es Ihnen nun gelungen ist, Nahes und Entferntes mit leichtem, lockerem Blick bewußt aufzunehmen, beginnen Sie damit, sich vorzustellen, der Raum um Sie herum würde in entgegengesetzter Richtung schwingen. Nicht vergessen: Nirgends soll Ihr Blick sich festhalten, über alles *gleitet* er hinweg.

Wenn Sie diese Übung mit der Zeit länger ausdehnen wollen, jedoch der Blick geradeaus Ihnen beim Schwingen nichts Neues mehr bietet, können Sie sich eines einfachen Tricks bedienen, der Ihre Aufmerksamkeit wieder erhöhen kann. Denken Sie sich während des Schwingens hoch über Ihnen eine Linie, an der Ihre Augen entlanglaufen können. Diese Linie können Sie, wenn Sie wollen, im weiteren Verlauf um jeweils etwa 30 cm absenken, so daß Ihre Augen immer an einer weiteren, neuen Etappe entlanggleiten können.

Dabei nicht vergessen: immer wieder blinzeln, gut durchatmen.

Langes Schwingen – wann, wie oft?

Das lange Schwingen sollte möglichst jedesmal nach dem Sonnen und Palmieren ausgeübt werden, womit das klassische Basisprogramm des Augentrainings erfüllt ist.

Die Dauer sollte jeweils mindestens 2 bis höchstens 5 Minuten betragen, je nachdem, wie lange es Ihnen gelingt, diese Übung durchzuhalten, ohne sich Zwang antun zu müssen. Langes Schwingen eignet sich auch vor dem Einschlafen.

Langes Schwingen – warum?

Das lange Schwingen ist ebenfalls eine Multifunktionsübung: Wenn Sie sich während der Schwungbewegung vorstellen, Ihre Umwelt schwinge entgegengesetzt zu Ihrer Schwungrichtung, erreichen Sie hierbei mit offenen Augen das gleiche, was Sie beim Palmieren schon mit geschlossenen Augen trainiert haben: Ihre willkürliche Augenmuskulatur wird veranlaßt, sich unwillkürlich, ohne Willenszwang zu bewegen. Durch das bewußte Aufnehmen von Nahem und Fernem veranlassen Sie weiterhin Ihren Ziliarmuskel (der die Linse hält), sich wieder an das Einstellen von Nahem und Fernem zu gewöhnen. Diese Fähigkeit nennt man Akkommodation, die bei Fehlsichtigen gestört ist.

Darüber hinaus versuchen Sie durch langes Schwingen, sich von der so gut wie allen Fehlsichtigen eigenen schlechten Sehgewohnheit des Starrens zu befreien, indem Sie Ihren Blick bewußt gleiten lassen.

Das ist Genesungsarbeit für Ihre Augenmuskulatur ebenso wie

für Ihr Sehzentrum. Bei vielen Trainierenden nämlich stellten wir fest, daß sie beim langen Schwingen schwindelig wurden. Sie waren so gewohnt, sich mit den Augen »anzuhalten«, daß das Wiedererlernen der normalen, gleitenden Sehgewohnheit sie am Anfang schwindelig machte. Interessanter Nebeneffekt nach längerem Training: Bei manchen besserte sich eine schon zur Gewohnheit gehörende »Reisekrankheit«, bei anderen verschwand sie völlig.

Ganz besonders sollten Sie beim langen Schwingen darauf achten, Ihre Aufmerksamkeit bewußt den Gegenständen, die Ihr Blick streift, zu schenken. Denn nur, wenn Sie an das denken, was Sie sehen, nehmen Sie es auch in Ihr Gehirn auf. In dem Augenblick, da Sie an etwas anderes denken, übersehen Sie die Dinge wie gewohnt, und Ihr Blick wird starr.

Das lange Schwingen soll Sie auch im Alltag in eine neue Sehgewohnheit hinüberführen: Achten Sie, sooft Sie es können, darauf, daß Sie Ihren Kopf nicht unbeweglich halten und blicklos vor sich hinstarren, sondern werden Sie beweglich. Lassen Sie überall, wo Sie können und daran denken, Ihre Augen bewußt zu Nahem und Fernem »springen«, rollen Sie öfter die Augäpfel, lassen Sie Ihren Blick über die Gegenstände gleiten. Es wird Ihnen sicher logisch erscheinen, daß täglich zweimal langes Schwingen als Übung nur ein starker Anstoß, eben Übung dafür sein kann, normale Sehgewohnheiten wie eben beschrieben wieder in Ihren Alltag einfließen zu lassen.

Als Ganzkörperübung betrachtet, tut das lange Schwingen nicht nur etwas für Ihre Augen, sondern entspannt auch Ihre Rücken- und Nackenmuskulatur, wodurch der Stoffwechsel von und zum Kopf und damit zum Auge angeregt wird.

Übung 4: Ballübung

Besorgen Sie sich zwei unterschiedlich große und schwere Bälle; jeden sollen Sie bequem mit einer Hand auffangen können.

Stellen Sie sich zu Hause oder im Freien locker und entspannt hin, und beginnen Sie mit dem »Spiel«: Sie fangen zuerst einmal damit an, einen Ball mit einer Hand in die Höhe zu werfen, und zwar nicht so einfach, wie Sie es gewohnt sind, sondern so: Halten Sie den Ball abwägend in der Hand, und denken Sie: »Ich halte ihn in meiner Hand, ich fühle seine Schwere.« Beobachten Sie an sich, wie Sie sofort den Atem anhalten, wenn Sie den Ball hochwerfen, und spüren Sie, wie Ihr Blick starr auf den Ball gerichtet ist. Atmen Sie tief durch, blinzeln Sie einige Male.

Dann beginnen Sie damit, ihn unterschiedlich hoch in die Luft zu werfen: niedriger, höher, wieder etwas niedriger. *Denken* Sie dabei an diesen Ball, und *lösen Sie den Blick nicht von ihm.*

Sie werden sofort bemerken, daß dies nicht so leicht ist. Denn Sie sind es nämlich gewohnt, »vorauszublicken«, dorthin, wohin der Ball fallen wird. Zweck dieser Übung aber ist, daß Sie lernen sollen, den Ball mit den Blicken zu verfolgen und ihn dann bewußt wieder aufzufangen, in der Hand zu spüren.

Im letzten Drittel des Wurfes neigen fast alle Übenden dazu, schon wegzudenken, wegzuschauen. Deshalb achten Sie besonders darauf, daß Ihr Blick am Ball bleibt, bis dieser in Ihrer Hand ruht.

FALSCH   **RICHTIG**

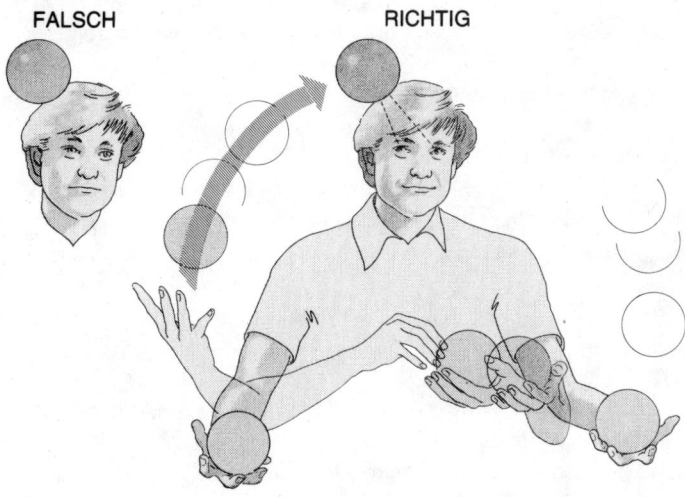

Ballübung

Wenn Sie dies können, nehmen Sie den 2. Ball zur Hand. Einen in die linke, den anderen in die rechte Hand. Werfen Sie zuerst den Ball aus der rechten Hand hoch, und *verlieren Sie nicht den Blickkontakt zu ihm.*

Während dieser Ball fliegt, nehmen Sie den Ball aus Ihrer linken Hand in die rechte. Mit der freiwerdenden linken Hand fangen Sie den fliegenden Ball auf und wiederholen den Vorgang, indem Sie nun den Ball aus Ihrer linken Hand hochwerfen usw.

Sie können dieses Ballspiel auch variieren, z. B., indem Sie den Ball aus sich langsam vergrößerndem Abstand gegen eine Wand werfen. Damit durchbrechen Sie wirksam Ihre individuelle »Sehmauer«, also jenen Abstand, bei dem Sie aufhören, scharf zu sehen.

Immer wieder stellen wir bei Kurzsichtigen Verwunderung darüber fest, daß es möglich ist, über eine größere Entfernung Ball zu spielen.

Spielen Sie Ball mit Ihrem Partner oder mit Ihren Freunden. Beispielsweise Federball und Tennis sind gute Möglichkeiten, Bewegung mit den Augen wahrzunehmen und darauf zu reagieren. Achten Sie darauf, daß Sie sich nicht überanstrengen. Spielen Sie ohne Leistungsdenken und nur solange Sie Freude am Spiel verspüren.

Spielen Sie ohne Sehhilfe.

Ballübung − wann, wie oft?
Diese Übung machen Sie bitte zwischendurch und immer dann, wenn Sie Lust dazu haben. Mindestens einmal täglich sollten Sie sie wegen ihrer starken Wirksamkeit bis zu 5 Minuten lang ausführen.

Ballübung − warum?
Diese scheinbar so einfache Übung mit dem Ball ist eine hervorragende Übung für Ihre 6 willkürlichen Augenmuskeln und den Ziliarmuskel. Ihre Augenmuskeln müssen schnell arbeiten, um den Ball verfolgen zu können. Der Ziliarmuskel, den Sie schon beim langen Schwingen trainiert haben, muß sich darauf einstellen, damit Sie den Ball nah und fern sehen können.

Darüber hinaus trainieren Sie das rasche Reaktionsvermögen, das vor allem beim Kurzsichtigen in einer für ihn am Anfang schwer »zu überblickenden« Situation gestört ist.

Wir haben beim Training mit Fehlsichtigen die Erfahrung gemacht, daß die Schwierigkeiten bei der Ballübung um so größer waren, je kurzsichtiger der Übende war.

Diese Übung mit dem Ball »reißt« ihn sozusagen aus seiner passiven Gewohnheitshaltung (»Was passiert jetzt mit mir?«) und zwingt ihn spielerisch zur Aktivität. Er muß »zugreifen«, sonst fällt der Ball hin.

Weiterhin »durchbricht« er, den Ball mit den Blicken verfolgend, spielerisch seine gewohnte »Sehmauer«; indem er eben an diesen Ball denkt, ist es ihm möglich, weiter »hinauszusehen«, als er mit seinen Augen klar zu sehen vermag.

Dies kann, wenn die Übung in Alltagsgewohnheit übergeht, das über den »klaren Sehkreis« hinausgehende Denken schulen.

Als Erweiterung zu dieser Übung können Sie die Sehhilfe abnehmen und versuchen, an das nächst Unscharfe, das sich Ihren Augen bietet, zu denken. Mehr vorerst nicht. Dies können Sie auch mehrmals am Tag, sooft es Ihnen einfällt, üben.

Warum trainieren Sie mit zwei unterschiedlich großen und schweren Bällen? Weil Sie sich darauf einstellen bzw. umstellen müssen, bei einer Übung auf zweifache Weise reagieren zu lernen: indem Sie auf den größeren, schwereren Ball, der einen anderen Krafteinsatz erfordert, anders reagieren müssen als auf den kleineren, leichteren Ball.

Übung 5: Das Umwandern

Stellen Sie sich möglichst locker und aufrecht vor ein Objekt, dem Sie in den nächsten Minuten ein so bewußtes Interesse schenken werden, wie Sie dies wohl nie zuvor in Ihrem Leben getan haben. Ich nehme hierbei als Demonstrationsobjekt ein in sich gut gegliedertes Bild. Sie können sich natürlich auch bei Tageslicht ans Fenster stellen und den Ausblick wie folgt *bewußt sehen* lernen.

Sie werden vermutlich sofort verspannen, wenn Sie sich gezwungen fühlen, etwas zu betrachten. Lassen Sie dies nicht zu. Lokkern Sie Ihren Körper durch einige Bewegungen kurz auf, atmen Sie mehrmals tief durch, blinzeln Sie einige Male. Dann beginnen Sie mit dem *Umwandern,* und zwar genau an der Stelle, wo Sie Ihre — schon mehrmals erwähnte — »Sehmauer« durchbrechen, d. h., von wo aus Sie beginnen, das zu umwandernde Objekt unscharf zu sehen.

Beginnen Sie damit, Ihren Blick auf den äußeren unscharfen Rand des Objekts zu richten, z. B. die linke untere Ecke Ihres Bildes. Lassen Sie dann Ihren Blick möglichst langsam an diesem unscharfen Rand entlanggleiten. Dabei heben sich auch Ihre Nasenspitze, Ihr ganzer Kopf leicht an. Dieses Mitgehen der Nasenspitze mit dem Blick ist sehr wichtig, weil Sie lernen müssen, die starre Kopfhaltung des Fehlsichtigen zur Beweglichkeit des Normalsichtigen zurückzuführen.

Sagen Sie sich während der Bewegung laut vor: »Langsam, langsam, langsam«, und denken Sie dabei an das, was Sie sehen. Anfangs eben nur an den äußeren Rand.

Bitte werden Sie nicht ungeduldig mit sich, wenn Sie schon nach einer halben Minute glauben, Sie würden bei dieser Übung »verrückt«. Das geht den meisten so. Ist doch dieses Verweilenlernen völlig konträr zu dem uns eingeprägten Verhaltensmuster, alles möglichst rasch, »in einem Augenblick«, zu erledigen.

Genau das aber hat Ihre Augen auch hineingezwungen in das rasche »Übersehenlernen«. So ist es eben für Sie notwendig geworden, sich mit Ihrer Umwelt neu zu beschäftigen, indem Sie sich wie ein Kind, das die Welt neu entdeckt, dabei Zeit lassen.

Ihr Blick gleitet also, mit sich bewegender Nasenspitze, zuerst am äußeren Rand des Objekts entlang. Atmen Sie dabei immer wieder tief durch, blinzeln Sie, um die aufsteigende Unruhe zu bekämpfen. Brechen Sie die Übung, wenn nötig, schon nach kurzer Zeit ab, wenn Sie sich selbst dabei zuviel Zwang antun müssen. Geduld lernen sollen Sie ja nicht nur mit dem zu betrachtenden Objekt, sondern vor allem mit sich selbst. Wenn Sie den äußeren Rand geschafft haben, betrachten Sie den inneren Rand auf die gleiche Weise. Dann dringen Sie langsam, von außen nach innen jeweils möglichst alle Einzelheiten mit den Blicken umwandernd, bis in die Bildmitte vor.

Diese Übung, deren Dauer Sie nur allmählich bis auf höchstens 3 Minuten steigern sollen, dient als Einführung in das *Umwandern Ihrer Alltagsumwelt.*

Das Umwandern können Sie überall üben: während einer Pause im Büro, in der Straßenbahn oder im Bus, im Auto, selbst bei Rotlicht an der Kreuzung und sogar beim Fernsehen oder im Theater, wo die Gefahr des starren Hinschauens besonders groß ist.

Natürlich soll dieses »Alltagsumwandern«, das zum Ziel hat, Ihre Augen zu den vielen Blickverschiebungen zu erziehen, wie sie der Normalsichtige hat, nicht so extrem gehandhabt werden wie das Umwandern selbst.

Bei Ihrem möglichst oft vorgenommenen Alltagsumwandern lassen Sie den Blick, samt Nasenspitze natürlich, so locker und leicht wie möglich an den Gegenständen bzw. der Aussicht, die sich Ihnen bietet, entlanggleiten, entlangwandern.

Umwandern − wann, wie oft?

Das Umwandern machen Sie höchstens einmal am Tag, immer dann, wenn Sie spüren, daß Sie sich in Ruhe mit Ihrem Objekt auseinandersetzen können und wollen. Steigern Sie die Dauer, wie gesagt allmählich, bis auf höchstens 3 Minuten.

Die Übung des Umwanderns können Sie im Verlauf Ihres Sehtrainings desto seltener vornehmen, je besser es Ihnen gelingt, das Alltagsumwandern in Ihren Tagesablauf einzugliedern.

Umwandern − warum?

Das Umwandern und damit auch das Alltagsumwandern ist die wirksamste Übung sowohl gegen die starre Kopfhaltung als auch gegen die falsche Sehgewohnheit des Starrens beim Fehlsichtigen. Wenn Sie beginnen, auf Ihre Sehgewohnheiten zu achten, werden Sie oft an sich selbst feststellen, daß Sie schon wieder starren.

Das Umwandern ist aber auch der Beginn Ihres Umerziehungsprozesses, sich wieder langsam, bewußt mit den Details Ihrer Umwelt auseinanderzusetzen, bewußt wahrzunehmen, zu sehen.

Wichtig ist vor allem bei dieser Übung, daß Sie während des Umwanderns *nicht an andere Dinge denken als an jene, die Sie gerade umwandern.* Sonst wäre diese Übung völlig sinnlos.

Weiterhin lernen Sie durch das Umwandern, die anfangs sicher ruckartigen Augenbewegungen allmählich in sanft gleitende zu verwandeln. Anstatt des bisherigen Hineinstarrens etwa in einen Raum, wobei Sie sich ungeheuer anstrengen müssen, lernen Sie wieder *alles zu sehen,* eine *Summe von Details,* die sich dann zum *ganzen Bild* zusammensetzen.

Übung 6: Energieverteilung

Diese Übung können Sie im Liegen oder Sitzen machen. Legen Sie sich entweder mit leicht gespreizten Beinen möglichst flach hin, oder setzen Sie sich aufrecht hin, so daß Rücken und Nacken eine Linie bilden.

Im Unterschied zum Palmieren sollen bei dieser Übung aber Ihre Ellenbogen nicht aufgestützt werden, sondern frei und beweglich in der Luft bleiben.

Nun nehmen Sie beide Hände hoch. Achten Sie darauf, daß Ihre Hände die natürliche, lockere Haltung haben, die sie auch unbewußt einnehmen, also mit leicht gekrümmten Fingern, so daß die Hände die Form einer Schale haben. Die Finger bleiben ebenfalls locker und sind nicht aneinandergepreßt.

Nun kreuzen Sie Ihre Hände in etwa 5 cm Entfernung vor Ihren Augen so, daß die Fingerspitzen der rechten Hand ungefähr am äußeren Ende Ihrer linken Augenbraue schweben, die Fingerspitzen der linken Hand am äußeren Ende Ihrer rechten Augenbraue. Dabei liegen die Hände nicht aufeinander, sondern halten etwa 1 cm Abstand untereinander.

In dieser Haltung beginnen Sie nun, Ihre gekreuzten Hände über Ihren Augen so auseinanderzubewegen, daß sich die Fingerspitzen der rechten Hand in Richtung rechte Schläfe und die linke Hand in Richtung linke Schläfe bewegen.

Bewegen Sie die Hände mit leichten, lockeren Fingerspitzen jeweils bis etwa 5 cm außerhalb Ihrer Schläfen, führen Sie dann beide Hände und Arme Richtung Boden, und schütteln Sie sie etwa in Brusthöhe so aus, daß die Fingerspitzen jeweils kräftig nach außen stoßen, so als würden Sie etwas abschütteln.

Danach bringen Sie Ihre Hände wieder in die Anfangsposition vor Ihre Augen und wiederholen den Vorgang.

Dauer der Übung: zwischen 1 und 3 Minuten.

Energieverteilung – wann, wie oft?

Diese Übung schließen Sie am besten an eine Entspannungsübung, wie z. B. das nächstfolgende kurze Schwingen (Übung 7), an. Natürlich können Sie sie auch zwischendurch machen, immer dann, wenn Ihre Augen ermüdet, überreizt sind und die gesamte Augenpartie angespannt und verkrampft ist.

Energieverteilung – warum?

Aus den gleichen Gründen, weshalb ich Ihnen die Übung 15 (das Cross Crawl) empfehle. Dort versuchen Sie mit einer Leibesübung, Ihre rechte und linke Körperhälfte besser ins Gleichgewicht zu bringen, hier arbeiten Sie mit dem Energiefeld, das Ihre Augen abstrahlen. Bei Verspannungen und Verkrampfungen also, wenn eine Ihrer Gehirnhälften, vereinfacht gesagt, die Dominanz übernommen hat, arbeiten auch Ihre Augen ungleichmäßig. Die Vermischung des Energiefelds vor Ihren Augen durch die Übung der Energieverteilung ist rückwirkend in das Organ als Entlastung, Aufhebung der Teilung und damit Spannung zu spüren.

Übung 7: Das kurze Schwingen

Setzen Sie sich aufrecht auf einen Stuhl mit gerader Lehne. Heben Sie den Kopf, den Sie, wenn Sie angespannt sind, fast immer eingezogen haben (bitte achten Sie einmal darauf), und stellen Sie sich wieder den schon mehrmals erwähnten »Magnet« vor, der Ihre Schädeldecke zur Zimmerdecke zieht. Dieses Hinausziehen streckt Ihre Halswirbelsäule, so daß Sie wirklich aufrecht sitzen.

Ihre Füße stellen Sie flach nebeneinander auf den Boden. Nun atmen Sie einige Male tief durch, damit Sie etwas lockerer werden, und schließen dabei sanft Ihre Augen. Dann drehen Sie Ihr Gesicht langsam und sanft so weit Sie können nach links, und dann in einer sanften Drehbewegung ganz nach rechts, so weit Sie können.

Sanft und rhythmisch sollen Sie nun, etwa 30mal pro Minute, Ihren Kopf von links nach rechts und von rechts nach links drehen, schwingen. Vor Ihren geschlossenen Augen haben Sie Dunkelheit, Grau, vielleicht Lichtmuster, je nach Beleuchtung Ihres Zimmers. Fühlen, sehen Sie nun bewußt beispielsweise dieses Grau. Dann stellen Sie sich bitte vor, wie es in entgegengesetzter Schwungrichtung zu Ihrer Kopfbewegung zu schwingen beginnt.

Nun schwingen Sie weiter, solange Sie sich dabei wohl fühlen, höchstens 3 Minuten. Dann halten Sie ruhig inne, lassen Ihre Augen noch ein Weilchen geschlossen, ehe Sie sie langsam und vorsichtig öffnen und dabei mehrmals blinzeln.

Bitte reißen Sie bei keiner Übung Ihre Augen auf. Sie sollen lernen, Ihr Organ endlich sanft zu behandeln.

Kurzes Schwingen — wann, wie oft?

Das kurze Schwingen können Sie immer wieder, über den Tag verteilt, dann machen, wenn Sie angestrengt und angespannt sind. Während der Arbeit im Büro, während der Rast auf dem Parkplatz, nach einer anstrengenden Autofahrt, nachdem Sie lange gekocht oder gebügelt haben usw.

Kurzes Schwingen — warum?

Diese Übung bewirkt eine rasche Entspannung für Hals- und Nackenmuskulatur, wodurch auch der Stoffwechsel von und zum Kopf angeregt wird. Sie dient weiterhin als Entspannungsübung für Ihre willkürliche Augenmuskulatur, die sich unwillkürlich durch die Vorstellung des »Dagegen«-Schwingens bewegt.

Übung 8: Vorstellungsübungen

Die liegende Acht

Schließen Sie Ihre Augen. Denken Sie an eine liegende Acht. Nun beginnen Sie, vom Schnittpunkt aus diese liegende Acht mit Ihrer Nasenspitze in die Luft zu zeichnen.

Wichtig: Sie sollten sowohl diese wie auch die folgenden Figuren während des Zeichnens deutlich zu *sehen* beginnen.

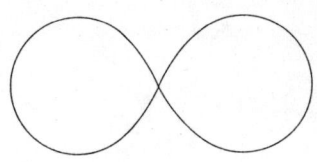

Der Notenschlüssel

Schließen Sie Ihre Augen. Denken Sie an einen Violinschlüssel. Beginnen Sie nun, vom Mittelpunkt aus diesen Notenschlüssel mit Ihrer Nase in die Luft zu zeichnen.

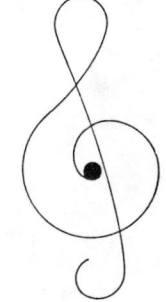

Das Schneckenhaus

Beginnen Sie, wiederum vom Mittelpunkt aus, ein Schneckenhaus mit Ihrer Nasenspitze in die Luft zu zeichnen. Wenn Sie am Ende Ihrer Schneckenhausspirale angelangt sind, verfolgen Sie den Weg mit Ihrer Nasenspitze wieder zurück bis zum Mittelpunkt.

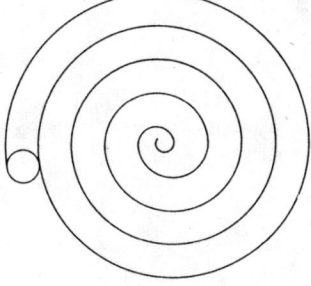

Der Gummiring

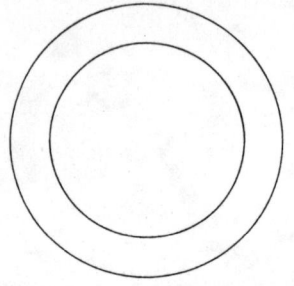

Schließen Sie Ihre Augen. Denken Sie an einen Gummiring, und zeichnen Sie diesen mit Ihrer Nasenspitze in die Luft.

Wenn Sie den Ring durch die kreisförmige Bewegung *fühlen* und auch vor Ihren geschlossenen Augen *sehen* können, drücken Sie ihn in Ihrer Vorstellung in eine waagrecht elliptische Form und lassen ihn rasch wieder aufspringen (Vorsicht, wenn Sie den Gummiring in seine ursprüngliche Form zurückspringen lassen: *Nicht* die Augen dabei aufreißen! Sie sollen *geschlossen* bleiben).

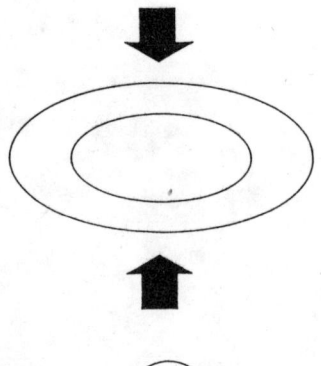

Nun drücken Sie als nächstes den Gummiring in eine senkrecht elliptische Form. Lassen Sie die Ellipse wieder zum Kreis zurückspringen.

Diese Übung kräftigt ganz besonders die Augenmuskulatur und ist deshalb vor allem für Kurzsichtige zu empfehlen.

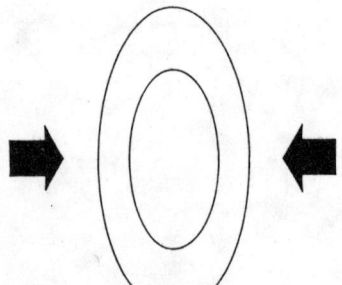

Vorstellungsübungen − wann, wie oft?
Die Vorstellungsübungen 1 bis 4 machen Sie bitte − jede für sich − 7mal hintereinander, immer dann, wenn Sie − auch zwischendurch − Zeit und Lust dazu haben.

70

Vorstellungsübungen — warum?

Alle Vorstellungsübungen trainieren Ihre Fähigkeit, aus der Bewegung (Ihrer Nasenspitze) eine Form vor Ihrem geistigen Auge entstehen zu lassen, also zu *visualisieren*.

Durch diese Bewegung wird Ihre willkürliche Augenmuskulatur wieder unwillkürlich bewegt und gekräftigt.

Der Wickelzylinder

Schließen Sie Ihre Augen. Denken Sie sich bitte eine Zylinderröhre, deren Durchmesser so groß ist wie Ihre Augenhöhle. Diese Zylinderröhre sollen Sie nun, in Ihrer Vorstellung und mit der entsprechenden Bewegung Ihrer Nasenspitze, vom Augapfel bis ganz nach hinten zur Schädelwand mit einem feinen Draht umwickeln.

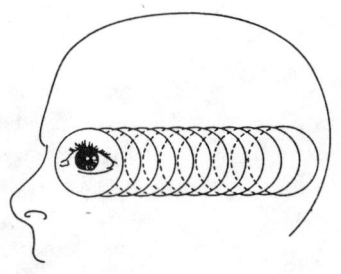

Fangen Sie mit Ihrem schlechteren Auge an, wenn Ihre Augen ungleich fehlsichtig sind. Spulen Sie den imaginären Draht ganz langsam vom Augapfel bis zur hinteren Schädelwand ab. Halt! Waren Sie *wirklich ganz hinten?* Ich frage Sie nicht ohne Grund, da ich die Erfahrung gemacht habe, daß viele Übende jeweils beim schlechteren Auge noch vor dem hinteren Drittel ihres gedachten Zylinders die Übung abrupt abgebrochen haben mit der Bemerkung: »Ich bin schon fertig.«

Das Gefühl, noch weiter nach hinten zu gehen, war zu unangenehm. *Ganz hinten, das ist aber Ihr Sehzentrum.*

Bitte achten Sie also bei dieser Übung vor allem auf Ihr Gefühl. Wenn es Sie so »absperrt«, daß Sie die Übung mit dem schlechteren Auge gar nicht weiter machen können, dann machen Sie die gleiche Übung mit dem anderen, dem besseren Auge, und spulen Sie den Draht von hinten wieder zurück nach vorn.

Bleiben Sie mit Ihrer Vorstellung auch bei diesem besseren Auge, wenn Sie die Übung nun auf beide Augen ausdehnen. Das schlechtere Auge wird nun *unwillkürlich mitziehen* und die

Übung mit dem anderen Auge mitmachen, auch dann, wenn es die Übung vorhin verweigert hat.

Bei dieser Vorstellungsübung, die Sie außer den oben angeführten Auswirkungen der anderen Übungen 1 bis 4 auch Ihre »Gefühlsblockaden« spüren läßt, lernen Sie noch eines kennen: eventuelle Koordinationsstörungen. Viele Fehlsichtige sind erst nach längerem Üben imstande, beide Augen gleichmäßig von vorn nach hinten abzuspulen bzw. wieder zurück.

Bitte haben Sie bei dieser Übung also Geduld mit sich. Sie ist sicher weder angenehm noch leicht auszuführen, aber wichtig für Sie.

Machen Sie diese Übung höchstens 2mal am Tag.

Übung 9: Auflockern des Gesichts

Nehmen Sie die Zeige-, Mittel- und Ringfinger, und klopfen Sie Ihre Stirn von der Mitte ausgehend oberhalb der Augenbrauen in Richtung Schläfen ab. Tun Sie dies etwa eine halbe Minute lang, da hier immer wieder besonders starke Verspannungen zu finden sind.

Dann nehmen Sie die Zeige- und Mittelfinger und klopfen mit den Fingerkuppen oberhalb der Augenbrauen von der Nasenwurzel weg bis zum Ende der Augenbrauen und wieder zurück. Dann ziehen Sie die Augenbrauen hoch und klopfen unterhalb der Augenbrauen (bitte aufpassen, daß der Augapfel dabei nicht berührt wird), wieder von Anfang bis Ende und zurück.

Als nächstes streichen Sie mit den Zeigefingern die untere Linie Ihrer Augenbrauen einige Male kräftig nach.

Die Übung wird fortgesetzt, indem Sie mit den Zeige- und Mittelfingern die Nase von der Nasenwurzel an bis hinunter zu den Nasenflügeln gut abklopfen. Bitte atmen Sie dabei tief und gut durch die Nase ein und aus. Man soll dieses Atmen hören können.

Dann öffnen Sie leicht den Mund und klopfen mit den flachen Händen Ihre Wangen gut ab, rechts, links, rasch und kräftig wechselnd. Gehen Sie in Richtung Mund oberhalb der Oberlippe mit Ihren Fingerkuppen kräftig klopfend vor und dann wieder mit den flachen Händen auf die Wangen bis hinunter zum Kinn. Der Mund ist dabei immer leicht geöffnet.

Dann nehmen Sie Ihre Hände flach nach hinten und klopfen Ihren Nacken sehr kräftig ab, abwechselnd rechts und links, rasch und dabei laut klatschend.

Nachdem Sie so etwa 20 Sekunden Ihren Nacken abgeklopft haben, gehen Sie zu Ihrer Schulterpartie über und klopfen diese ebenfalls abwechselnd rechts und links kräftig ab, so stark und so tief in Richtung Schulterblätter hinunter, wie Sie nur können.

Dann gehen Sie nach etwa 20 Sekunden wieder zurück zum Nakken und klopfen diesen nochmals kräftig ab, danach nochmals kräftig die Schulterblätter. Damit endet die Übung.

Sie haben es richtig gemacht, wenn Gesicht, Nacken und Schulterpartie richtig kribbeln. Dann haben Sie für bessere Durchblutung und damit für bessere Entspannung gesorgt.

Auflockern des Gesichts − wann, wie oft?
Am besten sollte diese Übung am Morgen nach dem Duschen gemacht werden, tagsüber immer dann, wenn Sie spüren, daß Gesicht und Nacken schon wieder einmal recht verspannt sind. Spätestens am Mittag aber sollten Sie die Übung wiederholen und noch einmal abends vor dem Schlafengehen.

Auflockern des Gesichts − warum?
Durch die Klopfmassage regen Sie im Bindegewebe bessere Durchblutung an, wodurch auch die Entspannung der darunterliegenden Muskeln gefördert wird.

Übung 10: Vollatmung (Yoga-Vollatmung)

Bei der Übung zur Yoga-Vollatmung will ich Ihnen gleich die erweiterte Version nahebringen, nämlich jene, die direkten Einfluß auf Ihre Augen nimmt.

Legen, setzen oder stellen Sie sich möglichst locker hin. Beginnen Sie, Atem dort zu schöpfen, wo er eigentlich beginnt: aus Ihrem

Bauch heraus. Tun Sie dies, wenn möglich, durch die Nase, und legen Sie dabei Ihre Hände sanft auf den Bauch, damit Sie kontrollieren können, ob sie sich während des Atmens leicht heben und senken. Dann erst haben Sie Ihren Bauch für diese Atmung beweglich genug gemacht.

Wenn ich hier Bauch sage, so meine ich, genauer gesagt, die Stelle unterhalb Ihrer Rippenbögen. Dort also legen Sie Ihre Hände leicht auf, atmen durch die Nase so tief ein, daß sich Ihre Hände leicht anheben. Nun holen Sie Ihren Atem hinauf in die Rippen, bis ins Schlüsselbein, und atmen dann tief, hörbar, durch die Nase wieder aus. So tief, daß sich Ihre Hände wieder senken.

Dann beginnen Sie mit dem Atmen von neuem. Blinzeln Sie einige Male kräftig mit den Augen, was Sie übrigens während der Atemübungen immer wieder tun sollen, und stellen Sie sich nun vor, daß Ihre Augen mitatmen. Beim Einatmen geht die Luft gleichsam mit in Ihre Augen, beim Ausatmen fließt sie aus Ihren Augen mit heraus.

Wenn Sie 2−3 Minuten auf diese Weise geatmet haben, werden Sie nicht nur spüren, daß Sie selbst ruhiger geworden sind, sondern daß sich Ihre Augen viel kräftiger fühlen, viel feuchter geworden sind, als sie es vorher waren.

Manche vertreten die Meinung, daß jeweils eine bewußte Pause nach dem Ein- bzw. Ausatmen eingelegt werden sollte, ja, daß es gerade diese Pause sei, die als wichtiger Wirkungsfaktor betrachtet werden müsse.

Ich habe die Erfahrung gemacht, daß individuell variierte, kurze oder längere Atempausen am besten dem Übenden selbst überlassen sein sollten. Doch weise ich in diesem Zusammenhang darauf hin, daß jede länger als 2−3 Minuten durchgeführte Yoga-Atmung, ich nenne sie lieber Vollatmung, bereits in den Bereich der Atemmeditation hinübergleitet und starken Einfluß auf Körper und Psyche nimmt − oft stärker als im Rahmen eines Augentrainings vertretbar.

Im Rahmen des Augentrainings empfehle ich nicht mehr als etwa 3 Minuten Vollatmung; experimentieren Sie, wenn Sie wollen, sanft steigernd mit längerer Zeitdauer, aber betrachten Sie dies bitte dann als das, was es wird: Ihr Alleingang.

Vollatmung — wann, wie oft?
Diese Übung können Sie während des ganzen Tages, sooft Sie daran denken, immer wieder ausführen. Vor allem denken Sie daran, wenn Sie »im Druck« sind, daß Sie hier ein sehr einfaches Mittel haben, den Druck »wegzuatmen«.

Verschaffen Sie sich den Druck, den Sie psychisch spüren, auch physisch: Legen Sie Ihre Hände nicht nur sanft auf den Bauch, sondern *drücken* Sie sie beim Ein- und Ausatmen dagegen. Denken Sie dabei: »Ich schaffe mir *Abstand* gegen den Druck, den man mir aufzwingt, ich bekomme ihn in meinen Griff wie meinen Atem.«

Vergessen Sie dabei nicht zu blinzeln, Ihre Augen mitatmen zu lassen. Auf diese Weise können Sie erneute Anstrengungen wieder leichter ertragen und bewältigen.

Wenn Sie nach der Arbeit nach Hause kommen, legen Sie sich flach auf den Boden, schieben Sie nun ein zusammengerolltes Tuch unter Ihren Nacken. Dann *spüren* Sie Ihre harte Unterlage, betasten Sie sie. Spüren Sie, wie Ihre Augen vor Anstrengung förmlich in den Augenhöhlen *stecken*.

Dann spüren Sie *Ihren* »Tagesdruck« und machen Ihre Antistreßatmung zu Hause, 2—3 Minuten lang, mit gegen den Bauch gepreßten Händen.

Anschließend gönnen Sie sich und Ihren Augen Entspannung, etwa einen Spaziergang, Laufen, Schwimmen, vielleicht eine Sauna, eine Massage.

Am Abend, vor dem Schlafengehen, wenn Sie das *lange Schwingen* gemacht haben, sind das Denken an die Vollatmung bzw. die Vollatmung selbst die wirksamste Einschlafhilfe, die ich Ihnen empfehlen kann. Wenn es Ihnen gelingt, alle Gedanken, alle Probleme, die Sie tagsüber überfordert haben, so auszuschalten, daß Sie, immer ruhiger werdend, nur noch an Ihren bewußten Atem denken, wird dieses *bewußte* Atmen Sie sehr bald sanft in Ihr Unbewußtes, Ihren Schlaf, hinübergleiten lassen.

Vollatmung — warum?
Vollatmung bringt vermehrt Sauerstoff in Ihr Blut, Ihre Durchblutung wird besser, Ihr Energiehaushalt kommt eher ins Gleich-

gewicht. Die gründliche Ausatmung reinigt Sie zusätzlich von Schlackstoffen. Weiterhin massiert die Bewegung des Zwerchfells sanft Ihre Eingeweide mit der Folge, daß Ihre Verdauung angeregt wird.

Hatha-Yoga lehrt darüber hinaus, daß durch das bewußte Atmen, also die geistige Konzentration auf den Atemvorgang, der Körper nicht nur vermehrt mit Sauerstoff durchströmt wird, sondern auch mit *Prana,* einem Luftbestandteil, der mit Sauerstoff nicht identisch ist und als ein wahres Lebenselixier bezeichnet wird.

Wenn Sie die Entspannungsübungen des Hatha-Yoga, vor allem die erweiterte Atemtechnik, für sich als zusätzliche Kraftquelle erschließen wollen, ist dies im Zusammenhang mit Augentraining gewiß ebenfalls eine Möglichkeit positiver Selbstbeeinflussung, die Ihnen als Ganzes, also auch Ihren Augen, zugute kommen kann.

In diesem Zusammenhang möchte ich Sie noch mit einer Übung bekannt machen, die die Wirkung der Vollatmung direkt und bewußt mit Ihren Augen in Verbindung bringt.

Übung 11: Das Umwelteinatmen

Diese Übung sollten Sie, sooft es Ihnen möglich ist, während des Gehens oder Laufens machen. Damit legen Sie nämlich den Grundstein für neue Möglichkeiten des Atmens und Sehens, die im Laufe der Zeit immer unwillkürlicher, immer »automatischer« werden sollten.

Nehmen wir also an, Sie machen Ihren nächsten Spaziergang und wollen Ihren Bewegungsrhythmus mit Ihrem Atemrhythmus vereinen. Weil dies in erster Linie Ihren Augen zugute kommen soll, dürfen Sie auch nicht vergessen, immer wieder gut zu blinzeln.

Ihren Atemrhythmus mit Ihrem Gehrhythmus zu vereinen, lernen Sie ganz leicht, indem Sie Ihre Schritte abzählen.

Beginnen Sie so: Atmen Sie tief und kräftig durch die Nase aus. Je nach Möglichkeit und Situation atmen Sie nun zwischen 2 und 6 Schritten aus. Während dieses Ausatmens versuchen Sie bewußt zu spüren, wie Ihre Augen gleichsam mit »ausatmen«, wie das Gefühl des »Hinaus« durch Ihre Augen bis zum nächsten Objekt, das Sie sehen, »hineinfließt«.

Während der gleichen Schrittanzahl, mit der Sie ausgeatmet haben, atmen Sie nun Ihr nächstes Objekt, Ihre Umwelt, mit Ihren Augen gleichsam wieder ein, »in sich hinein«. Es ist sehr wichtig, daß Sie dieses »In-sich-Hinein« wirklich spüren können.

Dann atmen Sie wieder aus, wieder ein und schaffen vielleicht schon einen längeren Rhythmus von 3–4 Schritten. So gehen und laufen Sie, solange Sie möchten.

Umwelteinatmen – warum?

Das »Sich-Hinausatmen« mit den Augen zu den Dingen und das wieder »In-sich-Hineinatmen« erzeugen in Ihren Augen ein Gefühl, das Sie einmal aus Überbelastung begonnen haben abzublocken: Das *In-sich-hineinlassen-Wollen*, das *Aus-sich-herausgehen-Wollen*. Mit Ihrem bewußt gesteuerten Atemgefühl können Sie die Organarbeit, die zurückgenommen worden ist, behutsam wieder anregen lernen.

Sehr rasch werden Sie bei dieser Übung spüren, wie Ihre Augen feucht werden und Ihnen ein Gefühl der Lebendigkeit vermitteln. Vergessen Sie nur das häufige Blinzeln nicht. Darüber hinaus können Sie Ihre Augen zusätzlich immer wieder kräftig durch kreisförmiges Rollen anregen.

Übung 12: Stäbchenübung

Sie können diese Übung im Sitzen, Stehen oder in der Folge auch im Gehen machen. Ideal für diese Übung wäre es, wenn Sie sich ein etwa 50 cm langes grünes und ein etwa 20 cm kurzes rotes Stäbchen besorgen würden (ich habe einfache Holzstäbchen selbst lackiert). Sie können aber auch mit 2 Bleistiften, einem Lineal und einem Bleistift oder aber einfach mit Ihren beiden Daumen üben; bei letzterem werden sich Ihre Augen aber etwas schwerer tun.

Meine Übungsanleitung gebe ich Ihnen für das grüne und rote

Stäbchen; Sie verstehen Anweisungen bitte, wenn Sie mit anderen Behelfen üben, jeweils mit der Anweisung für die linke bzw. die rechte Hand.

Bitte nehmen Sie das kurze rote Stäbchen in die linke Hand, halten Sie es im Abstand von etwa 15 cm vor Ihr Gesicht. Mit Ihrer rechten Hand halten Sie das lange grüne Stäbchen dahinter, in etwa 50 cm Abstand (ausgestreckter Arm) von Ihren Augen. Die Stäbchen sollen genau hintereinander stehen.

Blicken Sie nun auf das hintere grüne Stäbchen, so wird Ihnen das vordere rote doppelt erscheinen. Nähern Sie jetzt langsam das rote dem grünen Stäbchen (Ihr Blick bleibt dabei auf dem grünen Stäbchen ruhen, ruhig und locker, möglichst ohne zu starren, wobei Sie gut blinzeln), und zwar so lange, bis Sie das rote auch nur mehr als eines sehen. Dann nähern Sie das rote Stäbchen wieder rasch Ihrem Gesicht: Nun wird es wieder doppelt sichtbar.

Wenn Sie nun das grüne Stäbchen langsam dem Auge nähern, geht es für Sie durch ein scheinbar rotes Tor. Jetzt heften Sie Ihren Blick auf das nahe rote Stäbchen: Das dahinter befindliche grüne Stäbchen muß doppelt sichtbar werden.

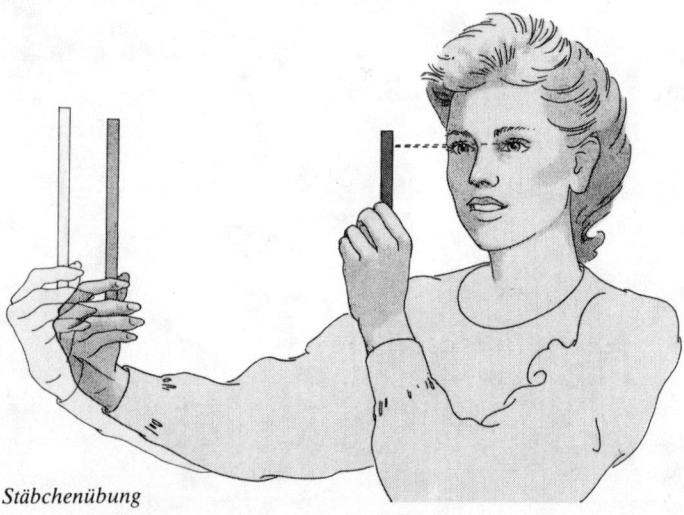

Stäbchenübung

Sehen Sie es? Gut. Wenn nicht, wenn es von Anfang an nicht gleich klappt oder Sie sofort angestrengt werden, sollten Sie speziell bei dieser Übung Geduld mit sich haben. Sie ist sehr anstrengend, vor allem für stärker Kurzsichtige. Aber sie ist eine der wichtigsten Übungen Ihres Augentrainings. Deshalb sollten Sie nicht nachlassen und langsam immer wieder den Blick springen lassen, von vorn nach hinten, von hinten nach vorn.

Wenn Sie so weit sind, daß Sie mit der obigen »Spring«-Übung zurechtkommen, erweitern Sie die Übung. Aber vorher fragen Sie sich noch: Wie sehr strengen Sie sich dabei an? Nicht zu lange üben, immer wieder gut durchatmen, blinzeln.

Jetzt fahren wir mit der Stäbchenübung fort: Legen Sie das grüne Stäbchen weg. Nehmen Sie nun das rote in die rechte Hand, und fassen Sie dahinter, jeweils in unterschiedlicher Entfernung, statt des früheren grünen Stäbchens andere Gegenstände ins Auge.

Lassen Sie nun diese Gegenstände durch das scheinbar rote Stäbchentor wandern, indem Sie auf den Gegenstand blicken und das rote Stäbchen einmal entfernter, einmal näher an Ihre Nase halten.

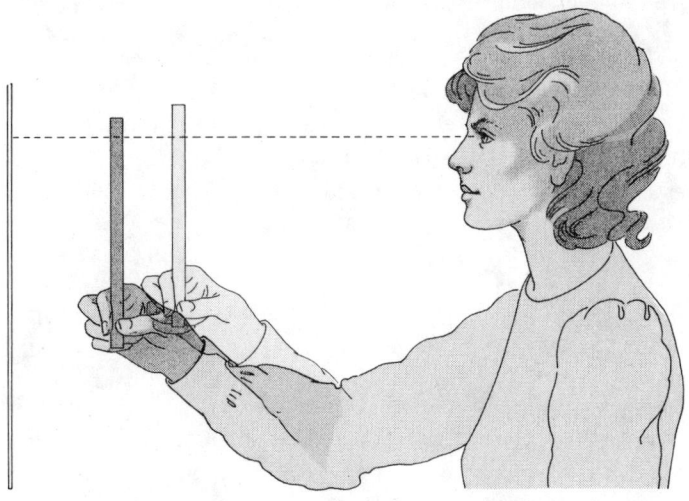

Stäbchenübung

Dann erweitern wir die Übung nochmals: Nehmen Sie wieder das grüne Stäbchen zusätzlich zur Hand, halten Sie es wieder hinter das rote.

Nun visieren Sie hinter Ihren beiden Stäbchen in z. B. etwa 3 m Entfernung einen anderen Gegenstand an, etwa ein Bild. Wenn Sie nun auf Ihr rotes Stäbchen blicken, sehen Sie, wie gewohnt, dahinter 2 grüne Stäbchen. Dahinter müßten Sie theoretisch auch 2 Bilder erblicken. Das tun Sie aber noch nicht. Grund: Die *Denkleistung* ist noch nicht da.

Probieren Sie es einmal aus.

Nun gehen wir wieder weiter: Schauen Sie jetzt − beide Stäbchen vor Augen − auf das dahinterliegende Bild. Sie müssen nun 2 grüne und 2 rote Stäbchen vor Augen haben. Nun schauen Sie zurück auf das grüne. Und jetzt kommen dahinter die 2 Bilder.

Sie haben es geschafft, Sie haben die Entfernung *gedacht*. Sie haben das dahinterliegende Bild *gedacht*, nun funktioniert also auch das *Sehen*.

Stäbchenübung − wann, wie oft?

Diese Übung können Sie während des ganzen Tages immer wieder zwischendurch machen.

Stäbchenübung − warum?

Wie schon erwähnt, ist die Stäbchenübung ein ganz wesentlicher Bestandteil Ihres Augentrainings, weil sie nicht nur Ihre Akkommodation (das Sehen von nah und fern), sondern vor allem Ihre *Fusion* trainiert.

Zum Verständnis, warum Sie sich bei dieser Übung mit der Fusion so anstrengen müssen, ist es für Sie wichtig, zu wissen: Jedes Ihrer Augen liefert Ihrem Gehirn je ein Bild. Das Gehirn liefert Ihnen diese beiden Bilder deckungsgleich. Sie sehen also nur das eine, gewohnte Bild von Ihrer Umwelt. Ihr Gehirn hat zwei Bilder zu *einem* fusioniert.

Nun arbeiten bei den meisten Fehlsichtigen beide Augen ungleich. Sie haben ein schwächeres Auge, das seine Leistung ständig zurücknimmt, und ein stärkeres, dessen Leistung, also dessen Bildqualität, für Ihr Gehirn dominiert.

Diese Übung ist ein wesentliches *Antriebstraining* für das schwächere Auge, in seiner Leistung mitzuziehen. Im Alltag wird es nämlich immer bequemer, schwächer. Sie »schauen« sozusagen fast nur noch mit dem stärkeren Auge.

Wenn Sie nun bei dieser Fusionsübung z. B. auf das hintere grüne Stäbchen blicken, davon ein Bild haben, auf diesen Punkt also fusionieren, kann Ihr Gehirn das vordere rote Doppelbild nicht mehr unterdrücken und zeigt es Ihnen an.

So kann jeder seine Sehschwäche sehen: Wenn das rechte Auge schwächer ist, wird auch das rechte rote Stäbchen viel dünner, unscheinbarer sein als das linke und umgekehrt.

Es ist in der Folge logisch, daß bei dieser Übung auch weitere Sehschwächen deutlich sichtbar werden: die Kurz- und die Weitsichtigkeit. Der Weitsichtige, auch Altersweitsichtige, wird in der Nähe undeutliche Doppelbilder sehen, der Kurzsichtige in der Ferne. So ist das Hin- und Herspringen des Bildes für Kurz- und Weitsichtige ein ganz wesentliches Augentraining.

Weiterhin ist die Stäbchenübung auch ein gutes Training für die Peripherie der Netzhaut, die, vor allem bei stärker Kurzsichtigen, meist dringend einer Kräftigung bedarf.

Noch etwas zeigt Ihnen diese Stäbchenübung sehr deutlich: Ihr ganz persönliches Verhalten bei Anstrengung.

Beobachten Sie sich, wenn Sie sich bemühen, das Doppelbild zu sehen, dieses aber nicht kommen will: Beginnen Sie zu starren? Halten Sie den Atem an vor Anstrengung? Ziehen Sie gar die Schultern nach vorn und spannen sie an? Ja? So pflegen Sie sich immer zu verhalten, wenn Sie sich anstrengen, etwas zu sehen.

Hier können Sie gegen dieses Verhalten bewußt angehen, indem Sie durchatmen, dabei die Schultern zurücknehmen, blinzeln und versuchen, locker zu werden. Springen Sie auf, laufen Sie ein bißchen, machen Sie ein paar Lockerungsübungen, hören Sie auf, wenn es Ihnen zuviel wird.

Übung 13: Übung mit der Schnur

Knüpfen Sie in eine etwa 4 m lange dicke Schnur (Strick) alle 15 cm einen Knoten. Befestigen Sie das eine Schnurende in Augenhöhe an einem hellen Platz, z. B. an einem Fensterriegel. Das andere Schnurende nehmen Sie in die Hand, halten es an Ihre Nasenspitze, und zwar so, daß die Schnur gespannt ist.

Nun atmen Sie einmal tief durch, blinzeln und richten Ihren Blick auf den 1. Knoten. Wenn es Ihnen gelingt, Ihre Augen auf diesen Knoten richtig zu fusionieren, müßten Sie die Schnur nur als X sehen: den Knoten gleichsam als Kreuzungspunkt, mit einem kurzschenkligen X-Teil (verkehrtes V) zu Ihnen hin, mit einem langschenkligen X-Teil (langes V) Richtung Fenster.

Probieren Sie dies einmal. Klappt es? Gut.

Dann gehen Sie, Knoten um Knoten, mit Ihren Blicksprüngen weiter. Jedesmal tief durchatmen, jedesmal gut blinzeln. Springen Sie mit Ihren Augen die Knoten in Richtung Fenster entlang, so weit Sie können, und dann die gleiche Strecke wieder zurück.

Wenn es Ihnen beim Vorwärtsspringen nicht mehr gelingt, das ganze X zu halten, Sie gleichsam nach hinten zu nur mehr ein Y sehen, also ein verkehrtes V mit dem Schwanz nach hinten, ist dies ebenfalls noch in Ordnung.

Bei dieser Übung gilt im übrigen das gleiche wie schon bei der Stäbchenübung: Sie ist anstrengend, das tiefe Durchatmen und Blinzeln, das »Sich-Zeit-Lassen« und Geduld mit sich haben sind dabei sehr wichtig für Sie.

Wenn Sie die ersten Blicksprünge hin und zurück geschafft haben, lockern Sie anschließend am besten Ihre Hals- und Nackenmuskulatur mit dem kurzen Schwingen auf.

Übung mit der Schnur – wann, wie oft?
Alternierend mit der Stäbchenübung, etwa jeden 2. Tag.

Übung mit der Schnur – warum?
Diese Übung zwingt Ihre Augen, über eine weite Strecke zu *fusionieren* und gleichzeitig zu *akkommodieren*.

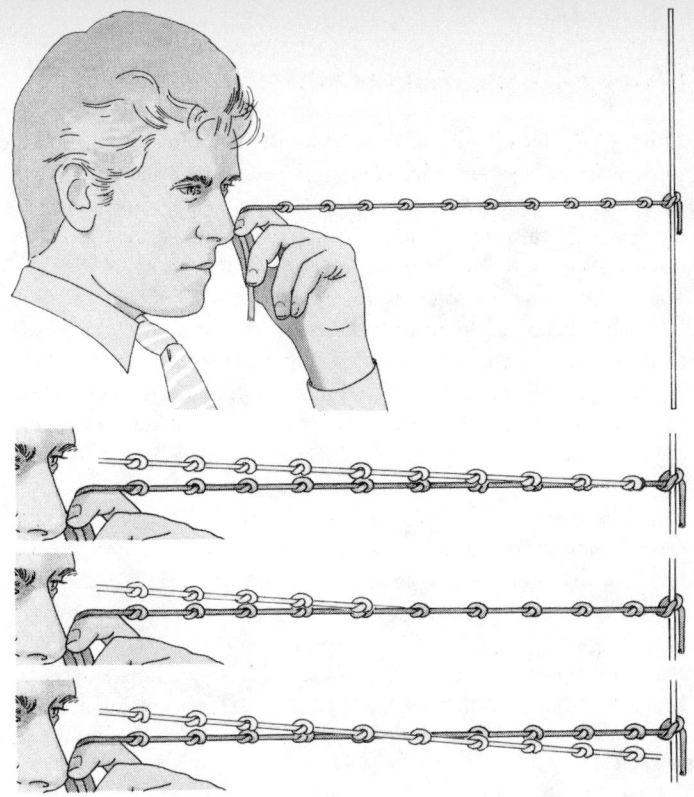

Übung mit der Schnur

Sie ist eine der wichtigsten Übungen Ihres Augentrainings, bei Kurzsichtigkeit, Weitsichtigkeit (Altersweitsichtigkeit) und vor allem, wenn Sie Fusionsprobleme haben, weil Ihre Augen ungleich stark arbeiten. Der Kurzsichtige lernt bei dieser Übung, sozusagen »von Knoten zu Knoten« immer weiter in die Ferne zu denken und damit auch zu sehen, für den Weitsichtigen gilt das gleiche in Richtung Nähe. Wobei bei manchen Weitsichtigen die interessante Beobachtung zu machen ist, daß diese bis zu einer Entfernung von 20–30 cm gut ihr X schaffen, zwischen 30 cm und etwa 1 m eine schlechtere Sehleistung erbracht wird und erst ab dieser Distanz das X wieder gut gesehen wird.

Das bedeutet, daß die Schnur genau zeigt, auf welche Entfernung Ihr Auge fähig ist, gut zu akkommodieren, und wo die Schwachstellen sind, die Sie austrainieren sollen. Auch wird hier ähnlich wie bei der Stäbchenübung sichtbar, welches Auge bei der Fusion schwächer arbeitet: Die Schenkel des X zeigen sich jeweils schwächer bzw. kräftiger beim »faulen« als beim dominierenden Auge.

Auch können Sie bei dieser Übung gut an sich beobachten, wie Sehleistung und psychischer Zustand untrennbar miteinander verbunden sind. Je nachdem, ob Sie angestrengt und belastet sind oder ob Sie einen »guten Tag« haben, werden Sie entsprechend mehr oder weniger Knoten »schaffen«.

Trainierende haben mir erzählt, daß sie an diesen »guten Tagen« etwa bis zu 7, 8 Knoten weit (bei Kurzsichtigkeit) gut und deutlich das X sehen konnten, an schlechteren nur bis zum 3. oder 4. Knoten kamen und danach statt des X nur noch das Y (mit dem Schwanz nach vorn) sahen.

Probieren Sie das bei sich aus. Es wird für Sie ein immer wieder durchlebbarer Beweis dafür sein, daß Ihr Sehvermögen keine statische Angelegenheit ist, sondern ein lebendiger, stets sich wandelnder Prozeß, an dem viele Faktoren beteiligt sind.

Übung 14: Lesetraining

Das Thema *Lesen* ist sicher einer der heikelsten Punkte beim Thema Augentraining.

Für viele ist das Lesen, die visuelle Beschäftigung mit Ziffern oder Wörtern, Hauptbestandteil ihres beruflichen Alltags; für andere wiederum eine Freizeitbeschäftigung, die emotional so stark positiv besetzt ist, daß jede Einschränkung, gar ein Verzicht darauf, als unzumutbar empfunden wird.

Im letzteren Fall ist es unmöglich, »Trost« in Form möglicher Beschäftigungsalternativen zu spenden, weil es für den, der das Lesen liebt, keinen gleichwertigen Ersatz geben kann. Hier kann man sich gewiß nur mit rein rationalen Beweggründen gegen sich selbst durchsetzen, vorausgesetzt, man will dies.

Denn eine logische Schlußfolgerung ist bei jedem Augentraining nicht zu umgehen: Wenn man seinem strapazierten Organ Auge helfen will, muß es soweit wie möglich entlastet werden. Und Lesen ist eine Anstrengung für Ihr Auge, das ist unbestritten.

Für alle jene, die beruflich ihre Augen tagsüber mit Lesen strapazieren müssen, kann Augentraining daher im besten Fall nur die Zielsetzung haben, eine Verschlechterung zumindest zu mildern, zu verzögern, eventuell zu verhindern. Eine konkrete Besserung des Sehvermögens würde sich hier nur durch berufliche Umstellung erreichen lassen. Viele haben sie vorgenommen, auch vornehmen müssen, weil ihre Augen gegen die dauernde Überbelastung »gestreikt« haben.

Hier, beim Thema *Lesen,* wird also die Frage akut: Welche Zielsetzung erlauben Ihnen Ihre momentanen Lebensumstände? Befinden Sie sich in einer Lebensphase, die Ihnen eine radikale Lebensumstellung nicht erlaubt, kann naturgemäß jede Besserung, die Sie, etwa während eines längeren Urlaubs, vielleicht erreichen können, nicht auf Dauer sein. Vielleicht entschließen Sie sich trotzdem für das Sehtraining, für den Beginn eines neuen Umgangs mit Ihren Augen, mit sich selbst, der in so vieler Hinsicht den Ansatz für mögliche Genesungsfaktoren in Ihr Leben bringen kann.

Also, abgesehen vom beruflichen Muß, gilt die Regel: Lesen Sie so »dosiert« wie möglich. Und »dosieren« Sie bitte für sich selbst sehr genau, ob und wieviel Sie ohne Sehhilfe lesen können bzw. wollen. Erstes Gebot ist auch hier: Jede Überanstrengung vermeiden. Es ist gewiß besser für Ihre Augen, die Sehhilfe zu tragen, wenn Sie ab und zu während Ihres Augentrainings mehr lesen wollen oder müssen.

Wichtig für Sie ist bei jedem Lesen: Lesen Sie nicht mit müden Augen. Ruhen Sie Ihre Augen vor dem Lesen mit einigen Entspannungsübungen aus, zum Beispiel mit dem kurzen Schwingen. Lesen Sie möglichst nicht bei fiebrigen Erkältungen, Schnupfen usw. Auch diese leichteren Erkrankungen wirken sich schon belastend auf Ihre Augen aus. Da wollen Ihre Augen nichts wie *ausruhen*, und dies sollten Sie ihnen möglichst gönnen.

Während Ihrer Lesearbeit, Ihrer Lesebeschäftigung zu Hause

achten Sie bitte immer wieder darauf, ob sich Ihre Augen angestrengt fühlen, vielleicht gar schon schmerzen, gerötet und trocken sind. Dann *schließen* Sie zwischendurch immer wieder Ihre Augen. Palmieren Sie ab und zu, wenn Ihnen dies möglich ist. Decken Sie zumindest immer wieder minutenlang Ihre Augen mit der hohlen Handfläche ab.

Machen Sie das kurze Schwingen. Blicken Sie sooft wie möglich von Ihrem Lesestoff auf, im Zimmer umher, zum Fenster hinaus. Machen Sie Beweglichkeitsübungen für Ihre Augen, wählen Sie aus dem Übungsprogramm aus, was für Sie am besten ist.

Achten Sie auf Ihre Körperhaltung. Wenn Sie an Ihrem Schreibtisch sitzen, setzen Sie sich bitte möglichst aufrecht hin, so daß Rücken und Nacken eine Linie bilden.

Wenn Sie in einem Sessel lesen, halten Sie den Rücken ebenfalls möglichst gerade. Immer wieder durchstrecken, durchatmen, blinzeln. Den Kopf nicht zum Schriftstück hinuntersenken, sondern das Schriftstück mit den Händen zum für Sie richtigen Leseabstand bringen. Wenn Sie den Kopf senken, verspannen Sie sich und behindern damit den Stoffwechsel von und zum Kopf und damit zum Auge.

Wie Sie sicher wissen, ist die *richtige Beleuchtung* ein ganz wesentlicher Faktor zur Entlastung Ihrer Augen während des Lesens. Was Sie vielleicht nicht wissen, ist, daß diese helle, dabei nicht blendende Beleuchtung nicht nur auf Ihr Schriftstück gerichtet sein darf. Das bedeutet, daß Sie nicht innerhalb einer Lichtinsel in einem dunklen Raum sitzen und lesen sollten, sondern daß der ganze Raum so gut ausgeleuchtet sein sollte, daß Sie auch an jeder beliebigen anderen Stelle lesen könnten.

Der Grund: Während des Lesevorgangs muß sich die Peripherie Ihrer Netzhaut damit plagen, das Dunkel rundherum zu durchdringen. Das bedeutet eine unnötige zusätzliche Anstrengung für Ihr Auge. Deshalb sollten Sie also nicht nur Ihre Leselampe oberhalb Ihres Schriftstücks einschalten, sondern zusätzlich auch eine Decken- oder Wandbeleuchtung.

Als *neue Leseangewohnheit*, die zwar anfangs etwas Mühe kostet, die man aber nach einer gewissen Eingewöhnungszeit zu einem neuen Automatismus werden lassen kann, empfehle ich Ihnen folgendes: Richten Sie während des Lesens Ihren Blick nicht direkt auf die schwarzen Zeilen, sondern etwas mehr auf die weiße Zwischenzeile unterhalb der Buchstabenreihe. Das geht am Anfang recht langsam, doch langsameres, bewußteres Lesen, ohne die Zeilen dabei zu »überfliegen«, ist auch eines der Ziele. Sie werden vielleicht etwas ungeduldig dabei werden, aber versuchen Sie, so lange Sie können, dabei zu bleiben. Blinzeln Sie öfter, atmen Sie gut durch. Durch diese Übung lesen Sie mehr mit der Peripherie Ihrer Netzhaut: Ihr zentrales Sehen kann dabei am weißen Feld besser entspannen.

Wenn Sie diese neue Art des Lesens, hier auch das *kurze Lesen* genannt, ohne Sehhilfe trainieren, schließen Sie zwischendurch immer wieder die Augen, und stellen Sie sich bei geschlossenen Augen eine weiße Fläche vor. Danach werden Ihnen die schwarzen Buchstaben tiefer erscheinen.

Noch ein Tip zum kurzen Lesen ohne Sehhilfe: Wenn Sie kurzsichtig sind, halten Sie, solange es Sie nicht anstrengt, Ihren Lesestoff ein kleines Stückchen weiter von Ihren Augen weg, als Sie ganz scharf sehen können, wenn Sie weitsichtig sind, bringen Sie ihn um diese kleine Distanz näher an Ihre Augen. Der normale Leseabstand beträgt etwa 30−35 Zentimeter.

Wenn Ihre Augen ungleich stark arbeiten, belasten Sie während dieser Leseübungen ohne Sehhilfe Ihr schwächeres Auge immer etwas länger als Ihr stärkeres. Sie können dies durch Abdecken Ihres stärkeren Auges mit einer Augenbinde tun.

Übung 15: Cross Crawl

Stellen Sie sich möglichst locker hin. Heben Sie nun das rechte Bein hoch, winkeln Sie es ab, und führen Sie es in einer kraftvollen Bewegung bis vor das linke Knie. Gleichzeitig führen Sie beide Arme parallel nach rechts, so weit Sie mit Ihren Händen seitlich neben die rechte Hüfte kommen.

Danach gehen Sie wieder in die Ausgangsposition zurück und wechseln nun in die andere Richtung: linkes Knie nach rechts, Arme in Richtung linke Hüfte.

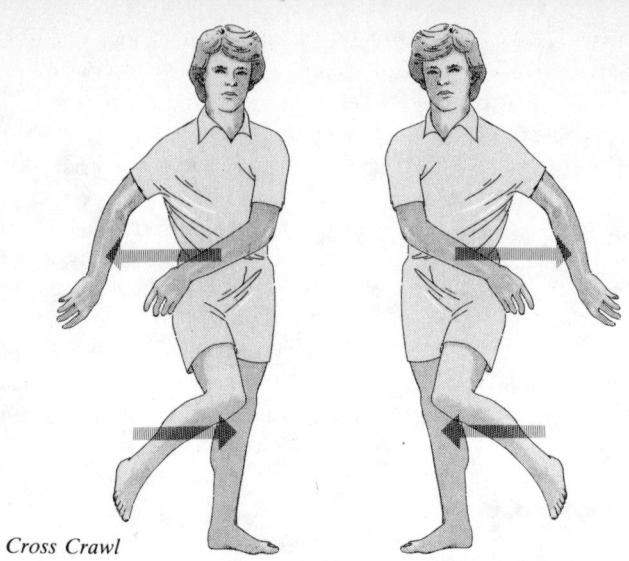

Cross Crawl

So »marschieren« Sie nun am Platz weiter. Wichtig dabei ist, daß Sie einen gleichmäßigen Rhythmus finden und die Übung mit gleicher Kraft und gleichem Schwung links wie rechts ausführen. Wenn Sie so 2−3 Minuten »marschiert« sind, können Sie die Übung abbrechen.

Cross Crawl − wann, wie oft?
Immer dann, wenn Sie spüren, daß Sie Leistung erbringen sollen und eigentlich zu abgespannt dafür sind, z. B. bei einer Autofahrt, vor einer schwierigen Besprechung, einer anstrengenden Büroarbeit usw.

Cross Crawl − warum?
Cross Crawl ist eine anregende und leistungssteigernde Übung. Sie gehen damit gegen das Ungleichgewicht an, das Sie mit Leistungsanforderung Ihrem Körper, Ihrem Gehirn »angetan« haben. Denn ein »normaler« Alltag »unterdrückt« die Leistung, die Ihre rechte Gehirnhälfte eigentlich erbringen möchte; vereinfacht gesagt: Ihre Gefühlserlebnisse werden »unterdrückt« zugunsten

einer Extremleistung Ihrer linken Gehirnhälfte, die mit Verstand und Vernunft aufkommende Gefühle möglichst »hinwegdenkt«, um leistungsstörende Faktoren auszuschalten.

Nun können Sie aber gewiß nicht die Befehle geben: »Rechte Gehirnhälfte arbeite! Linke Gehirnhälfte arbeite!« Sie können aber motorische Befehle von Ihrem Gehirn an Ihren Körper schicken, um bestimmte Bewegungen auszuführen. Indem Sie nun Ihren Körper »kreuzweise« arbeiten lassen, »überlisten« Sie sozusagen Ihre Gehirnhälften dazu, sich durch diese gleichmäßigen rhythmischen Bewegungen mehr und mehr gleichzuschalten. Sie arbeiten »kreuzweise« nach dem Prinzip, wie Ihr Gehirn Ihren Körper funktionieren läßt: Die rechte Gehirnhälfte bewegt die linke Körperhälfte und umgekehrt. Jede gleichmäßigere Arbeit Ihrer Gehirnhälften wirkt sich natürlich wohltuend auf Ihre Augen aus: Diese werden williger, ebenfalls gleichmäßiger zu arbeiten.

Die Erfahrung zeigt übrigens, daß es bei Menschen, die gezwungen sind, ihre Emotionen allzusehr zu kontrollieren, überwiegend zu einem schwächeren rechten Auge kommt: Die linke Gehirnhälfte ist so sehr überlastet, daß das rechte Auge seine Arbeit zurücknimmt, um übergroßer Belastung zu entgehen. Sehr oft sieht man es diesem schwächeren Auge schon äußerlich an, daß es weniger »stark« ist: Es wirkt oft kleiner als das andere.

Übung 16: Locker sehen

Für diese Übung brauchen Sie die beiden Symbole, die auf der Schlußseite dieses Buches abgedruckt sind. Lösen Sie sie heraus, und zerschneiden Sie die Seite, wie vorgegeben, in 4 Teile. Dann nehmen Sie als erstes die beiden Blätter mit dem X zur Hand. Besorgen Sie sich zusätzlich ein Blatt schwarzes Naturpapier im DIN-A4-Format, das Sie an einer Wand befestigen und in dessen Mitte Sie eines der beiden X-Blätter anheften.

Bevor Sie mit der eigentlichen Übung beginnen, möchte ich Ihnen aus Erfahrung noch einen Rat geben: Wenn es Ihnen möglich ist, eine Kassette zu besprechen, dann sprechen Sie die folgende

Übung langsam auf Band. Ist dies nicht möglich, so bitten Sie einen Partner, Ihnen das erste Mal die Übungsanleitung vorzulesen, so daß Sie selbst die Übung durchführen können. Wenn Sie beide Hilfen nicht in Anspruch nehmen können, lernen Sie die Übung zunächst auswendig, ehe Sie sich an die eigentliche Übungsarbeit machen. Denn diese Übung besteht aus vielen detaillierten Anweisungen, die genau eingehalten werden müssen, wenn sich das Erfolgserlebnis am Ende einstellen soll.

Vielen erscheint diese Übung anfangs geradezu übertrieben genau. Sie setzen sich nur widerstrebend damit auseinander. Diese Übung ist aber derart wichtig für Ihr Augentraining, daß auch Sie dieses Widerstreben mit der Zeit überwinden lernen sollten. Wenn dieses Widerstreben anfangs sehr stark ist, sollten Sie gerade hier Geduld aufbringen und die Übung lieber abbrechen, als verkrampft und wütend zu werden. Beim nächsten Mal werden Sie sicher ein Stück weiterkommen.

Als zusätzliche Entspannungshilfe können Sie während der Übung im Hintergrund ruhige, wohltuende Musik (zum Beispiel ein Harfenstück, ein Gitarrenstück, Barockmusik oder ähnliches) spielen lassen.

Die nun folgende Übungsanleitung ist für *Kurzsichtige* gedacht. Wenn Sie *weitsichtig* sind, achten Sie bitte unbedingt auf den *Nachsatz* für Weitsichtige. Für Sie ist das Ganze nämlich *umgekehrt* auszuführen.

Sie können die Übung entweder im Stehen oder im Sitzen ausführen.

Sie haben also ein Blatt mit dem X in der Hand und vor sich, in Augenhöhe, das schwarze Naturpapier mit dem X in der Mitte.

Jetzt entfernen Sie sich so weit von der Wandkarte, daß Sie das X bereits leicht verschwommen sehen. Halten Sie nun das in Ihrer Hand befindliche Blatt etwas unter Augenhöhe. Atmen Sie tief durch. Blinzeln Sie. Nun strecken Sie Ihre Hand mit dem X-Blatt, den Blick immer an das X geheftet, ganz aus und führen das Blatt wieder rasch ganz nahe an Ihre Augen heran. Tun Sie dies 10mal. Dann wieder blinzeln und durchatmen.

Nun halten Sie das X so nah, im Normalfall etwa 35 cm, daß Sie es scharf sehen, und beginnen damit, Ihren Kopf leicht und lokker von oben nach unten zu bewegen. Während Sie den Kopf so bewegen, streift Ihr Blick den linken Blattrand. Dabei scheint sich das Blatt jeweils in entgegengesetzter Richtung zu bewegen.

Klappt dies? Gut.

Fahren Sie jetzt also, den Kopf auf- und abbewegend, gleichsam mit Ihrer Nasenspitze am linken Blatt 10mal auf und ab.

Behalten Sie die Kopfbewegung bei, und betrachten Sie nun den linken Rand des X-Blatts an der Wand auf dem schwarzen Naturpapier. Fahren Sie wieder gleichsam mit Ihrer Nasenspitze an diesem linken Rand des X-Blatts 10mal auf und ab. Auch diese Karte an der Wand schwingt scheinbar in entgegengesetzter Richtung.

Sehen Sie nun, was Sie am Anfang auf dem X-Blatt in der Hand schon gesehen haben müssen: Am Rand, den Sie so auf- und abgewandert sind, scheint sich ein weißer Strich zu bilden. Der weiße Strich soll förmlich »aufglühen«. Dann machen Sie die Übung richtig.

Behalten Sie die Kopfbewegung bei. Wiederholen Sie die Übung im Geiste. Linker Rand, in der Hand 10mal: Rand glüht auf. Dann in die Weite, an der Wand, 10mal: linker Rand glüht auf.

Jetzt öffnen Sie Ihre Augen und beginnen mit dem oberen Rand, Ihre Nasenspitze fährt nun sanft von links nach rechts, von rechts nach links an diesem Rand entlang. Sie sehen jetzt den weißen Strich, Sie schwingen 10mal, das X-Blatt schwingt wieder scheinbar entgegengesetzt. Nun richten Sie Ihren Blick wieder auf das X-Blatt an der Wand und verfolgen auch dort den oberen Rand, schwingen sanft hin und her, 10mal: Der Rand glüht auf.

Nun schließen Sie die Augen und stellen sich den Übungsablauf wieder im Geiste vor. Die Kopfbewegung nach links und rechts behalten Sie bei. Vergessen Sie nicht dabei, durchzuatmen. Augen jetzt öffnen und blinzeln.

Das gleiche wiederholen Sie 10mal, indem Sie den unteren Rand des Blattes in Ihrer Hand betrachten. Dann betrachten Sie den unteren Rand des Blattes an der Wand auf die gleiche Weise und schwingen wieder 10mal hin und her. Dann schließen Sie wieder die Augen und wiederholen den Vorgang im Geiste.

Behalten Sie die Kopfbewegung bei, öffnen Sie Ihre Augen, und streifen Sie mit Ihrem Blick, immer mit der Führung Ihrer Nasenspitze, alle 4 Ränder des Blattes in Ihrer Hand. Es sollte gleichsam wie in einem weißen Rahmen wirken. Scheinbar schwingt es immer wieder entgegengesetzt. Tun Sie dies 10mal.

Dann betrachten Sie auf die gleiche Weise das X-Blatt an der Wand. Im Anschluß daran wiederholen Sie den Vorgang mit geschlossenen Augen.

Öffnen Sie nun Ihre Augen. Streifen Sie mit flüchtigen Blicken das X auf dem Blatt in Ihrer Hand. Schließen Sie Ihre Augen wieder, und stellen Sie sich dieses X so genau vor, wie es Ihnen nur möglich ist. Dabei schwingen Sie weiterhin Ihren Kopf sanft von rechts nach links und zurück. Wenn Sie Schwierigkeiten haben, sich den Buchstaben visuell so genau vor Augen zu führen, wie er vor Ihnen auf dem Blatt ist, öffnen Sie ruhig noch einmal die Augen, sehen ihn flüchtig an, schließen die Augen wieder und zeichnen nun dieses X tiefschwarz bei geschlossenen Augen mit der Nase in die Luft.

Öffnen Sie jetzt Ihre Augen, um das X auf dem Blatt in Ihrer Hand anzusehen. Nun schließen Sie die Augen und denken an den Buchstaben X in der Weite an der Wand und holen ihn in Gedanken wieder in die Nähe. Tiefschwarz soll das X vor Ihren geschlossenen Augen sein.

Wenn Sie dieses X vor Ihren geschlossenen Augen jetzt nicht klar, deutlich und tiefschwarz bildlich sehen können, dann brechen Sie die Übung lieber ab. Ärgern Sie sich nicht, entspannen Sie sich mit dem kurzen Schwingen, und, wenn Sie Lust haben, versuchen Sie das Ganze nochmals.

Wenn es Ihnen gelungen ist, das X tiefschwarz vor Ihrem geistigen Auge zu sehen, dann öffnen Sie, immer mit der leichten Drehbewegung des Kopfes, Ihre Augen, blicken flüchtig auf das entfernte X an der Wand. Es müßte für Sie jetzt scharf und deutlich sichtbar sein.

Wichtig ist, daß Sie das X nicht direkt betrachten sollen, sondern beim flüchtigen Hinschauen den weißen Rand darunter.

Meist ist das scharfe Sehen des X nur für weniger als 1 Sekunde, bei manchen für einige Sekunden, zu erreichen. Manche sehen nur Bruchteile davon scharf: nämlich genau diejenigen Teile, die sie auch imstande waren, sich vorher bei geschlossenen Augen vorzustellen.

Ist Ihnen dieses »Aufblitzen« des Scharfsehens gelungen, sind dies Ihr Erfolgsnachweis für eine gelungene Übung und ein erster Ansatzpunkt dafür, daß Sie es wieder erlernen können, entkrampft und locker zu schauen und damit die Verspannung, die das bewußte, starrende Wahrnehmenwollen begleitet, zu »überlisten«.

Nachsatz für Weitsichtige:
Für Übersichtige gilt der grundsätzliche Ablauf der Übung wie oben, mit einem allerdings für sie wesentlichen Unterschied: Weitsichtige setzen sich von ihrem X an der Wand genauso weit weg, wie sie es gut und scharf sehen können. Dafür halten sie ihr X in der Hand so nah, daß sie beginnen, es schon ziemlich unscharf zu sehen. Am Ende der Übung schauen sie sich das Blatt in ihrer Hand an: Das nahe, scharfe X ist ihr Erfolgserlebnis.

Locker sehen – wann, wie oft?
Die Übung sollte wegen ihrer Wichtigkeit grundsätzlich jeden Tag gemacht werden. In der Praxis eines normalen Alltags wird dies jedoch kaum möglich sein. Deshalb meine Empfehlung: Wenn Sie genug Zeit für sich aufbringen können, machen Sie die Übung täglich, ansonsten sooft wie möglich.

Locker sehen – warum?
Mit dieser Übung erziehen Sie sich dazu, den Automatismus des Hinstarrens und Sich-Überanstrengens bei schlechtem Sehen zu durchbrechen. Das gelingt mit dem bewußten Willen allein nicht. Der »weiße Rand«, den Sie sich erarbeiten, »verlangt« von Ihnen nichts. Sie müssen sich nicht anstrengen, um ihn scharf zu sehen: Er ist, stärker oder schwächer, einfach da.
Sie sehen ihn zwanglos. Das exakte Sehen des X nehmen Sie während der Übung bei geschlossenen Augen vor. Ihr Vorstellungsdenken geht dabei in die Nähe und Ferne. Dabei verbinden

Sie Vorstellungsdenken mit zwanglosem Sehen. Beides funktioniert bei Normalsichtigkeit exakt von selbst, Sie müssen es aber erst wieder lernen.

Es ist im Lauf des Augentrainings immer wieder ein starkes Gefühlserlebnis, wenn es jemandem gelingt (siehe auch Beispiele im Anhang), ein anfangs zwar nur ganz kurzfristiges, »scharfes Seherlebnis« zu haben, wo Minuten vorher noch die Unzulänglichkeit schlechten Sehens erlebt wurde. Wenn es gelingt, die unbewußten Bewußtseinssperren zu durchbrechen, die sich gegen die Überanstrengung des »Normalsehens« aufgerichtet haben, kann dieses Erlebnis des plötzlichen »Scharfsehens« auch unvermutet, während des Tages, immer wieder kommen, selbst bei sehr stark Kurzsichtigen. Dies mag auch beweisen, daß es möglich sein kann, wieder scharf zu sehen. Das »Wie« ist bisher wissenschaftlich nicht geklärt.

Ich möchte Ihnen noch erklären, warum ich Ihnen ein X zum Sehtraining empfehle und nicht irgendeinen anderen Buchstaben oder einfach eine Ziffer.

Man bedient sich im Yoga bestimmter Symbole als Transportmittel für Gefühle. Das heißt, man denkt sehr intensiv an das als Hilfsmittel gewählte Symbol, wodurch bestimmte Gefühlserfahrungen ausgelöst werden können.

Ein Beispiel zum besseren Verständnis: Wenn Sie das Foto eines geliebten Menschen intensiv betrachten, wird es Ihnen angenehme Gefühle erzeugen und damit in Ihrem Körper auch andere chemische Prozesse auslösen als die Betrachtung eines »Feindbildes«, das Ihre Aggression, ja, Ihren Haß, auslöst.

Im Yoga bedient man sich also der Erfahrungen, die Menschen beim Betrachten bestimmter Zeichen im Lauf langer Zeit gemacht haben.

Das X ist gleichsam das konkretisierte Prinzip, nach dem Ihr Gehirn Ihren Körper funktionieren läßt: *kreuzweise,* wie ich schon beim Cross Crawl angemerkt habe (rechte Gehirnhälfte − linker Körperteil, linke Gehirnhälfte − rechter Körperteil).

Auf die gleiche Weise funktioniert auch Ihre Sehbahn: Der Sehnerv läuft vom linken Auge in die rechte Gehirnhälfte und umgekehrt, er *kreuzt* also und damit *verbindet* er.

Hier scheint mir ein Zusammenhang für die *kräftigende* Wirkung des Zeichens X gegeben zu sein. Es zeigt Ihnen das Prinzip einer möglichen Gleichschaltung Ihrer Gehirnhälften und Ihrer Augen. Damit nehmen Sie es in sich auf und beeinflussen diese Gleichschaltung.

Als Alternative zum X-Symbol steht Ihnen auf den beiden übrigen Blättern der Violinschlüssel zur Verfügung. Da Sie dieses Symbol schon von unseren Vorstellungsübungen her kennen, müßte sich das Erfolgserlebnis des »Scharfsehens« etwas rascher einstellen als bei einem ganz fremden Zeichen.

Übung 17: Holzhacken

Wichtig: Folgende Übung ist bei Rückenschmerzen, Bandscheibenschäden oder sonstigen Rückenleiden nicht auszuführen!

Stellen Sie sich breitbeinig hin, die Füße sind etwa 30–40 cm voneinander entfernt. Federn Sie einige Male gut durch. Das Becken haben Sie leicht vorgeschoben, die Knie leicht gebeugt. Nun halten Sie Ihre Hände in Brusthöhe so, als hielten Sie ein imaginäres Beil. Fühlen Sie das Gewicht dieses Beils in Ihren Händen.

Atmen Sie tief ein, und heben Sie dabei Ihre Hände weit über den Kopf nach hinten. Ihr Blick ist dabei auf Ihre Hände gerichtet. Nun schlagen Sie kraftvoll nach vorn, bis hinunter auf den Boden, auf einen imaginären Gegenstand ein. Dabei atmen Sie nicht nur fest aus, sondern begleiten dieses Ausatmen mit Ihrer Stimme: mit dem Gefühlsschrei, der gerade in Ihrer Brust sitzt. Beim anschließenden Einatmen richten Sie sich wieder auf und wiederholen die Übung.

Üben Sie, so lange Sie wollen und können.

Holzhacken – wann, wie oft?

Holzhacken sollten Sie immer dann, wenn Sie durch jemanden so überfordert worden sind, daß Sie Aggressionen oder Wut hinunterschlucken mußten; auch dann, wenn Sie nach einer solchen Situation resigniert und deprimiert sind.

Holzhacken — warum?

Diese Übung dient dem Abbau von aufgestauten Aggressionen. Sie basiert auf den Erkenntnissen des österreichischen Psychoanalytikers Wilhelm Reich (1897—1957), der entdeckte, daß das Einnehmen bestimmter Körperhaltungen bestimmte Gefühle auslöst. Das bedeutet, daß diese Gefühle im Körper einmal durch Einnehmen bestimmter Haltungen gleichsam »deponiert« wurden und auch wieder »herausgeholt« werden können.

Verfolgen Sie während der Übung einmal ganz bewußt an sich selbst:

Phase 1 der Übung, das breitbeinige Hinstellen, das vorgeschobene Becken, die leicht gebeugten Knie vermittelt Ihnen (holt aus Ihnen heraus) das Gefühl von *Angriffslust* (erinnern Sie sich an Ihren letzten Westernfilm, wo der Held mit gezogener Pistole sicher einmal in dieser Haltung zu sehen war).

Mit diesem Gefühl der Angriffslust können Sie es sich nun leisten, die Phase 2 der Übung, die *Angstposition*, einzunehmen. Mit hocherhobenen Händen, die Schultern eingezogen, den Blick nach oben gerichtet, stehen Sie da. So stehen der Hilflose und das Kind vor einer riesigen Übermacht. Beginnen Sie, dies zu spüren?

Dann setzen Sie die Gefühlsbewältigung durch Phase 3 der Übung in Gang: Das Zuschlagen, das Sich-abreagieren-Können und -Dürfen. Der Schrei, den Sie dabei ausstoßen, wird Ihre Gefühle verstärken.

Nun gebe ich Ihnen eine Empfehlung, wie Sie im Alltag im Lauf der Zeit eine wirkliche Bewältigung von Problemen erreichen können, die immer wieder durch Überforderung in zwischenmenschlichen Beziehungen entstehen: Nach dem Holzhacken fühlen Sie sich einen Augenblick lang wohler. Sie haben dabei, um Ihre Wut abzureagieren, an die Situation und den Menschen gedacht, der sie verursacht hat.

Aber das Zuschlagen ist in der nächsten ähnlichen Situation — und die kommt bestimmt — mit Sicherheit keine Lösung. Deshalb empfehle ich Ihnen nach dem *Holzhacken* das *Therapiepalmieren*, das ich Ihnen in der Übung 2 bereits vorgestellt habe.

Rufen Sie sich die Situation, die Sie durch das Holzhacken sozusagen körperlich bewältigt haben, wieder in Ihr Gedächtnis, vor Ihre Augen. Spielen Sie dann die Szene so lange durch, bis Ihnen, im höchsten Affektstau, ein Durchdenken, Durchfühlen gelingt, das trotzdem noch eine positive menschliche Haltung beweist.

Darin liegt nämlich der *Abstand* und damit die *Unabhängigkeit* vom anderen. Wenn es Ihnen gelingt, das Gefühl der Befriedigung beim Zuschlagen mit der Zeit in ein Gefühl, es auch ohne Zuschlagen geschafft zu haben, zu verwandeln, sind Sie ein entscheidendes Stück für sich selbst weitergekommen.

Wem diese Ausführungen zu theoretisch sind, dem möchte ich anhand eines Beispiels demonstrieren, was es hier zu erreichen gilt: Im letzten amerikanischen Wahlkampf zwischen Mondale und Ronald Reagan argumentierte Mondale u. a. damit, Reagan sei eigentlich schon viel zu alt, um das Amt des Präsidenten nochmals ausüben zu können.

Wenn Ihnen nun jemand sagt, Sie seien zu alt, um z. B. eine Leistung zu erbringen, die Sie sich eigentlich noch zutrauen, so wird eine solche Argumentation in Ihnen wahrscheinlich Hilflosigkeit, Wut und Aggression auslösen. Die Argumentation ist unfair, denn dafür, daß Sie alt sind, können Sie wirklich nichts. Ein wütender, zumindest scharfer Widerspruch Ihrerseits wäre also durchaus berechtigt.

Reagan konterte aber anders: Er meinte sehr locker, darauf könne er nur sagen, er wolle aus der Unerfahrenheit seines Gegners keinen Vorteil ziehen. Damit hatte er die Situation souverän gelöst. Er war anscheinend so wenig verletzbar, daß auch mangelnde Fairneß keine negativen Gefühle in ihm verursachen konnten. Damit blieb er in diesem verbalen Wettstreit Sieger.

Ich möchte jedoch in diesem Zusammenhang Wert auf die Feststellung legen, daß mir sehr wohl bewußt ist, daß hier von cleveren Wahlkampfmanagern auf einen mit ziemlicher Sicherheit zu erwartenden gegnerischen Angriff schon vorher *die* optimale Reaktion erarbeitet und mit dem Präsidenten einstudiert wurde.

Übung 18: Belebende Übung

Stellen Sie sich breitbeinig hin, die Füße etwa 30—40 cm voneinander entfernt. Dann überkreuzen Sie, leicht ineinander verschränkt, Ihre beiden Daumen und achten darauf, daß Ihre Hände dabei parallel zueinander bleiben.

Nun strecken Sie so die Arme aus und blicken über die Fingerspitzen hinweg auf das nächstgelegene Objekt. Wichtig ist, daß Sie nicht auf die Fingerspitzen sehen: Diese dienen gleichsam nur zum Anvisieren eines Ziels.

Indem Sie nun so über die Fingerspitzen hinwegsehen, heben Sie die Arme nach oben, so weit nach hinten, wie es nur geht, und bewegen dann die Arme wieder hinunter, bis Ihre Fingerspitzen fast den Boden berühren.

Ständig verfolgen Ihre Blicke jenes Objekt, auf das Ihre Fingerspitzen zielen. Denken Sie dabei an das, was Sie gerade sehen, und führen Sie dann die Bewegungen nach oben und unten in gleichmäßigem Rhythmus durch. Für einen Durchgang benötigen Sie etwa 2 Sekunden. Üben Sie auf diese Weise 1—2 Minuten.

Belebende Übung — wann, wie oft?
Zwischendurch sollten Sie diese Übung machen, wenn Sie etwa am Schreibtisch oder bei der Hausarbeit ermüden.

Belebende Übung — warum?
Diese Übung regt den Kreislauf an und stärkt Ihre Bein- und Rückenmuskulatur. Darüber hinaus ist sie zwar eine etwas anstrengende, aber wirksame Akkommodationsübung für Ihre Augen.

Zusammenfassung

Nachdem Sie diesen Übungsteil gelesen haben, werden Sie sich fragen: Welche dieser Übungen kommen für mich in Frage? Wie lange am Tag soll ich üben? Wie lange überhaupt: Monate, Jahre?

Um es gleich vorwegzunehmen, gleichgültig, ob Sie kurz- oder weitsichtig sind, der Augenarzt nur Astigmatismus allein oder Altersweitsichtigkeit festgestellt hat oder ob Sie zu denjenigen gehören, die sich für Sehtraining als Prophylaxe interessieren: *Es kommen alle Übungen für Sie in Frage.* Denn alle Übungen sprechen die Regenerationsfähigkeit Ihres Auges ebenso an wie Ihren gesamten Körper und Ihre Psyche.

Wo spezifische Unterschiede zu machen sind, habe ich dies im Lauf der jeweiligen Übung selbst deutlich erklärt.

Die Erfahrung hat gezeigt, daß einige wenige, speziell für Kurz- oder Weitsichtige ausgewählte Übungen, herausgelöst aus der Ganzheit, nicht imstande sind, wirklich zu helfen, genausowenig wie das exakte Üben allein zum Erfolg führt. Es vielmehr der in die Praxis des Alltags zu integrierende neue Hintergrund des *»bewußten Sehens«* und die daraus resultierende neue Lebenseinstellung, die *gemeinsam mit den Übungen* zu einer echten und kontinuierlichen Verbesserung Ihres Sehvermögens führen können.

Wie lange sollen Sie üben? Für die Übungen selbst sollten Sie, über den ganzen Tag verteilt, etwa mit 1 Stunde rechnen. Das »Hineinziehen« der Übungen in die Praxis des Alltags, das *»bewußte neue Sehen«*, sollten Sie sich aber sooft wie möglich in Erinnerung rufen und praktizieren, bis es zu einem gleichsam automatisch ablaufenden Vorgang wird.

Wer lernt, für seine Augen Verantwortung zu tragen und danach zu leben, der weiß auch, daß die Frage »Wie lange soll man überhaupt Sehtraining machen?« generell nicht zu beantworten ist. Das wird – wie bereits ausführlich besprochen – eine Frage des Ziels sein, das Sie sich stecken.

Außerdem ist es sehr wichtig, daß Sie *kontinuierlich und konsequent* üben. Hausfrauen etwa, die am Wochenende meinen, überhaupt keine Zeit finden zu können, sollten sich gerade hier durchsetzen und das Recht in Anspruch nehmen, für sich und ihre Augen etwas zu tun.

Ich habe für Sie noch einen Tagesplan mit den Übungen zusammengestellt, die Sie unbedingt ausführen sollten.

Tagesplan

Dieser Tagesplan soll vor allem jenen eine Hilfestellung geben, die das Sehtraining ernsthaft in ihren Tagesablauf integrieren wollen.

Am Morgen:	nach dem Duschen: *Auflockern des Gesichts* und *Cross Crawl*
Vormittags:	*Sonnen/Palmieren/langes Schwingen*
Zwischendurch:	*Vorstellungsübungen, Stäbchenübung* oder *Übung mit der Schnur, Umwandern*
Mittags:	Auflockern des Gesichts, *belebende Übung*
Zwischendurch:	wie vormittags
Spätnachmittags bzw. am frühen Abend:	*Sonnen/Palmieren/langes Schwingen*
Kurz vor dem Einschlafen, also nach der evtl. Abendlektüre:	etwa 2 Minuten *langes Schwingen*
Nach einer Anstrengung:	*kurzes Schwingen*
Nach psychischer Überforderung:	*Holzhacken*
Zwischendurch (nach Belieben):	*Ballübung, Locker sehen, Vollatmung*

Im Laufe der Zeit werden Sie diese Übungen selbst immer mehr durch die in den Alltag hineinreichenden Übungen ersetzen können und auch dürfen; z. B. können Sie, wo es Ihnen gerade einfällt, das lockere Umwandern von Gegenständen üben, oder Sie wandeln eine Akkommodationsübung wie die Stäbchenübung ab, indem Sie Ihre Augen von Gegenstand zu Gegenstand »springen« lassen.

Werden Sie auf diesem Gebiet selbst erfinderisch, und handhaben Sie das Übungsprogramm getrost nach Ihren eigenen Vorstellungen.

Erfahrungen mit Sehtraining anhand von Beispielen

Eva Spitzer-Nunner, 49, Journalistin und Schriftstellerin

Als ich zum erstenmal davon hörte, daß es so etwas wie Augentraining überhaupt gibt, war ich 43 Jahre alt und lag gerade zur Entbindung meines Sohnes in der Klinik. Mein Mann war auf der Suche nach Lektüre in einer Buchhandlung rein zufällig auf das Buch *»Weg mit der Brille«* von MacFadyen gestoßen.

Ich las es flüchtig durch und legte es mit der Bemerkung »Das ist nichts für mich« wieder beiseite. Ich war eher verärgert als interessiert.

Bei meiner letzten augenärztlichen Untersuchung hatte man bei mir minus 19 bzw. 22 Dioptrien, Netzhautdehnung, Glaskörperablösung und Astigmatismus diagnostiziert. Es war für mich völlig undenkbar, auch nur eine halbe Stunde pro Tag meine Kontaktlinsen bzw. meine Brille abzulegen. Außerdem erschienen mir die geschilderten Übungen eher kindlich als sinnvoll.

Mein Mann hingegen wollte sich mit dem Urteil meines Augenarztes, der den Zustand meiner Augen als hoffnungslos bezeichnet hatte, nicht zufriedengeben. Er begann, sich mit einschlägiger Literatur zu beschäftigen.

Ergänzend dazu möchte ich noch anmerken, daß wir schon seit Jahren, seit ich meinen Mann kennenlernte, den Großteil der miteinander verbrachten Zeit dazu verwandten, über mögliche psychosomatische Zusammenhänge organischer Erkrankungen Erfahrungen zu sammeln.

Für meinen Mann lag der Schwerpunkt des Interesses auf dem möglichen Einfluß psychosomatischer Zusammenhänge bei Kurzsichtigkeit bzw. auf dem für uns ganz neuen Gedanken einer Regenerationsmöglichkeit des Auges überhaupt.

3 Jahre später war es dann soweit: Ich entschloß mich innerhalb weniger Stunden, auf meine Kontaktlinsen bzw. meine Brille ganz zu verzichten. Es waren meine Augen selbst, die mich zu diesem Entweder-Oder gezwungen hatten.

Meine Kontaktlinsen hatte ich immer seltener getragen, denn meine Augen brannten wie Feuer, die Lichtempfindlichkeit war enorm und die seit zwei Jahrzehnten chronische Bindehautentzündung gleichsam in einem chronisch-akuten Stadium. Die »schwarzen Nebel vor den Augen«, wie ich sie nannte, Glaskörperblutungen, verstärkten sich zusehends. Außerdem mußte ich beobachten, wie abends, bei Kunstlicht, wenn ich das linke Auge mit der Hand abdeckte, die Umwelt mir mit dem rechten Auge weitaus dunkler erschien. So, als hätte dieses Auge keine Kraft mehr, Licht in sich aufzunehmen. Auf dem rechten Auge war übrigens mein Vater, der minus 15 Dioptrien hatte, mit Anfang 60 an einer Blutung erblindet. Auf dem linken Auge war er in diesem Alter schon so sehschwach, daß er auf der Straße am Arm geführt werden mußte.

An dem Tag, als ich den Entschluß faßte, mich freiwillig sozusagen »blind« zu machen (denn so fühlte ich mich ohne Sehhilfe), um meinen Augen die Chance zu geben, hatten mir diese meine Augen auf besonders drastische Weise gezeigt, daß sie streiken wollten: Ich saß in der Sonne, die Kontaktlinsen in den brennenden, trockenen Augen und griff zu einer Zeitung. Da wurde mir das gleiche Schockerlebnis zuteil, das ich schon einmal, einige Jahre zuvor, hatte: Ich sah halbe Buchstaben bzw. halbe Zeilen gar nicht mehr. Wenn ich aufblickte, fehlte beispielsweise einem Sessel ein Bein.

Ich hatte damals sofort den Augenarzt aufgesucht, der mir nichts Genaueres sagen konnte, außer, daß ich bei einer so hochgradigen Kurzsichtigkeit eben mit allerlei rechnen müßte und ich nur hoffen könnte, daß diese Sehausfallserscheinungen von selbst wieder zurückgingen. Das taten Sie damals auch, nach einigen für mich schrecklichen Tagen. Aber die Angst davor war geblieben. Jetzt waren diese Flecken also wieder da. Ich spürte ganz deutlich, daß es so nicht weitergehen konnte. Ich sagte mir: »Wenn es mir nicht so wie meinem Vater gehen soll, muß ich dagegen etwas tun, muß ich es zumindest versuchen.«

Den ganzen Abend dieses Tages und die halbe Nacht über besprachen wir diesen schweren Entschluß. Denn mein Mann und ich wußten, daß eine echte Regeneration nur dann möglich sein könnte, wenn ich die Sehhilfe gänzlich ablegen würde. Ich für meinen Teil wußte: »Wenn ich mich nicht voll und ganz in die Sache hineinstürze, dann halte ich nicht durch!«

Denn mein Sehvermögen war zu dieser Zeit so schlecht, die Hilflosigkeit ohne Sehhilfe so groß, daß ich nicht die Kraft aufbringen würde, nach etwa einer halben Stunde Scharfsichtigkeit durch die Kontaktlinsen wieder in meine verschwommene Welt und die damit verbundene Verzweiflung zurückzukehren.

Mein psychisches Hauptproblem war der Verzicht auf das Lesen. Ich hatte seit meiner Kindheit hauptsächlich in einer »Bücherwelt« gelebt. Mit 12 Jahren fing ich an, selbst zu schreiben; später habe ich als Journalistin, als Werbetexterin und als Autorin gearbeitet. Darauf würde ich nun ganz verzichten müssen. Das war das schwerste für mich.

Wir wußten auch, daß die Hauptlast des Alltags für längere Zeit — wir hatten ja noch keine Erfahrungsbeispiele — vor allem bei meinem Mann liegen würde. Im Haushalt, bei jedem Schritt vor die Haustür würde ich auf seine Hilfe angewiesen sein.

Mein Mann hatte die letzten 3 Jahre nicht ungenutzt verstreichen lassen. Abgesehen vom Erarbeiten einschlägiger Literatur hatte er damit begonnen, aus dem gesammelten Material kleine »Kursstunden« zusammenzustellen, die ein lebendiges Aufbereiten des gesammelten Wissens zum Inhalt hatten.

Da ich mich lange Zeit nicht zum Augentraining entschließen konnte, fing er an, mit Bekannten zu trainieren. So begann mit unserer ersten ganz persönlichen Erfahrung gleichzeitig der Aufbau der ersten Wiener Sehtrainingsschule.

Ich gebe zu, daß das erste halbe Jahr nach meinem gänzlichen Verzicht auf die Sehhilfe für unsere Familie unendlich schwierig war. Da war ja auch noch unser erst dreijähriger Sohn, der außer uns beiden keine anderen Bezugspersonen hatte. Mein Mann führte uns beide monatelang auf der Straße an der Hand, bis ich es endlich wagen konnte, in der Umgebung unserer Wohnung allein die Straße zu betreten und einkaufen zu gehen.

Die psychische Belastung, sich wieder so hilflos wie als Kind zu fühlen, war sehr groß. Doch gerade aus diesem Erlebnis heraus schöpfte ich immer wieder Kraft, die freiwillig übernommenen Schwierigkeiten auch in kritischen Situationen, die es oft genug gab, zu meistern. Vom 1. Tag an hatte ich das ganz starke Gefühl der absoluten Richtigkeit meines Tuns. Darauf beruhte mein Durchhaltewillen. »Endlich brauche ich nicht mehr zu sehen, als ich aushalten kann!«: Das war der Satz, der mir in den ersten Tagen ununterbrochen durch den Kopf ging.

Jetzt, da ich damit begann, die Folgen dieses »Nicht-hinschauen-Wollens« bewußt auf mich zu nehmen, war es, als hätte ich mir gleichzeitig die Erlaubnis gegeben zum Beginn einer Entspannung, wie ich sie nie vorher gekannt hatte.

Meine Augen begannen mich rasch zu belohnen: Innerhalb weniger Wochen verschwand die fast 2 Jahrzehnte andauernde Bindehautentzündung. Meine ständig geschwollenen Augenlider wurden wieder schmal, das stets warme, trockene, reibende Gefühl in meinen Augen verwandelte sich in Feuchte, die mir wie ein Lebenselixier für meine Augen erschien. Das schwache, ja kranke Gefühl in den Augen, das ich schon viele Jahre hatte, verschwand. Ich spürte, wie meine Augen begannen, lebendig zu werden. Sie wurden immer kräftiger und beweglicher.

Gleichzeitig war meine Aufnahmefähigkeit für Licht enorm gestiegen. Noch nie in meinem Leben hatte ich soviel Licht nicht nur ausgehalten, sondern genossen. Ich badete meine weitgeöffneten Augen förmlich in der Sonne. Abends bei Kunstlicht merkte ich bald, daß das rechte Auge nicht mehr dunklere Bilder lieferte als das linke. Beide Augen sahen gleich hell. Als ich zum erstenmal, mein linkes Auge abdeckend, sah, daß mein rechtes Auge allein nicht mehr schwach und »finster« war, weinte ich vor Freude. Ich wußte, daß dieses Auge nicht erblinden würde, wie es bei meinem Vater der Fall gewesen war.

Auch begannen in meiner verschwommenen Umwelt die Farben zu leuchten wie nie zuvor.

Mein Körper war bisher immer träge, eher bewegungsfeindlich gewesen. Jetzt, da ich begonnen hatte, einen Teil von ihm – die Augen – bewußt zu bewegen, ergriff mich die Lust zur Bewegung meines ganzen Körpers.

Nach einem halben Jahr war ich soweit, daß ich meinen Haushalt ohne jede Hilfe führen und mich tagsüber allein und sicher auf der Straße bewegen konnte. Hatte ich während der ersten Wochen aus etwa 2 m Entfernung nicht erkennen können, ob das Kleidungsstück auf dem Sessel von mir oder meinem Mann war, so begann ich nach einem halben Jahr zu beobachten, daß meine Sehschärfe zunahm.

Obst und Gemüse auf den Marktständen beispielsweise waren für mich keine verschwommene Einheit mehr, sondern, sicher noch unscharf, doch deutlich zu erkennen als Äpfel, Zucchini, usw.

Wir gingen während dieser Zeit sooft wie möglich hinaus in die Natur. Das Berühren warmer Erde mit den Handflächen, das Streifen eines Grashalms waren Gefühlserlebnisse von großer Schönheit. Außerdem hörte ich viel Musik. Ich fühlte gern Wasser, Sonne und Luft an meinem Körper. Sooft dies ging, führte ich mir diese stärkenden Erlebnisse zu.

Nach einem Jahr war es soweit: Wieder saß ich im Sonnenlicht, hatte einen maschinengeschriebenen Brief in der Hand und merkte, daß ich unwillkürlich zum erstenmal begonnen hatte, mit beiden Augen zu lesen. Bisher hatte ich immer, das eine Auge abdeckend, Geschriebenes ganz nah an meine Augen heranführen müssen, um es lesen zu können.

Plötzlich las ich nun aus etwa 15 cm Entfernung mit beiden Augen. Zum erstenmal war mein rechtes, mein schwächeres Auge nicht »automatisch« weggetreten, sondern las gemeinsam mit dem linken. Die erste bewußte Fusion hatte ich erlebt. Ich schaffte 3 Zeilen.

Heute, nach dreieinhalb Jahren ohne Sehhilfe, vermag ich 2 Manuskriptblätter auf einmal bei guter Beleuchtung durchzulesen. Ich habe dieses Buch ohne Sehhilfe geschrieben und ohne Sehhilfe Korrektur gelesen.

Wenn heute mein Kind auf der gegenüberliegenden Straßenseite läuft, kann ich es erkennen. Vor 3 Jahren konnte ich es innerhalb eines Umkreises von 2 Metern nicht von anderen Kindern unterscheiden.

Auf den Monat genau 3 Jahre nach dem Weglassen der Sehhilfe hatte ich, völlig unvermutet, jenes Erlebnis, das in einschlägiger Literatur immer wieder beschrieben wird: einige Sekunden völliger Scharfsichtigkeit.

Ich ging gerade mit meiner Familie in der Wiener Innenstadt spazieren, hatte meinen Blick entspannt und bewußt in die Weite gerichtet, als sich ganz plötzlich die Unschärfe des sich bewegenden Bildes des Straßenverkehrs auf völlige Schärfe einzustellen begann. Ich sah Menschen, Autos, Straßenschilder ganz deutlich und klar.

Dann verschwamm dieses scharfe Bild wieder zur früheren Undeutlichkeit. Ähnliche Erlebnisse häufen sich seitdem. Ich habe sie an manchen Tagen oft mehrmals in der Stunde. Besonders kräftig, feucht und lebendig fühle ich dabei meine Augäpfel.

Manchmal ist die Freude an diesem Sehen, an diesem intensiven Denken und Wahrnehmen der Umwelt so stark, daß ich es wage zu sagen: »Ich habe keinen Grund zur Annahme, daß ich diese ›klaren‹ Sekunden nicht auch auf längere Zeitspannen ausdehnen könnte!« Auch wenn die Schulmedizin der Ansicht ist, der »optische Apparat« meiner Augen ließe kein scharfes Sehen mehr zu und das sekundenlange scharfe Bild entstünde durch entsprechende Linsenbildung der Tränenflüssigkeit. Ich habe der letzteren Erklärung nichts entgegenzusetzen außer meinem bewußten Gefühl, daß in meinen Augen, in meinem Gehirn mehr geschieht, als bisher rational erklärt werden kann.

Ich sehe heute besser als gestern. Dies gibt mir guten Grund zu der Annahme, daß ich morgen besser sehen werde als heute.

Die in diesem Buch geschilderten Übungen habe ich für mich von Anfang an nur als Ansatzpunkte zum Angewöhnen neuer Sehgewohnheiten praktiziert. Das Wesentliche ist in erster Linie die radikale Lebensumstellung durch den absoluten Verzicht auf die Sehhilfe und die bewußte Einstellung zu den eigenen Augen.

Das bewußte Denken an das, was man gerade tut, was man gerade sieht. Das Beweglichhalten des Kopfes, des Körpers, der Augäpfel. Das bewußte Springenlassen des Blickes, wo immer man ist, von der Nähe in die Ferne und wieder zurück. Das bewußte Ablegen der Angewohnheit des Starrens durch lockeres Umwandern des Gegenstands. Eine weitentfernte Fußgängerampel etwa, die ich bei Sonnenlicht schlecht erkennen kann, wird, je mehr ich hinstarre, im Sonnenlicht immer undeutlicher, wenn ich jedoch den Blick eine Weile um sie kreisen lasse, kommt sie mir deutlicher entgegen.

Das Sonnen und das Therapiepalmieren sind mir sehr wichtig. Letzteres ist einer der wesentlichen Punkte der psychischen Arbeit, die ich an mir zu leisten habe: die visuelle Vorstellung einer von mir nicht gelösten Situation mit dem gleichzeitigen Gefühl der Hilflosigkeit, dann der Aggression, ja des Hasses, danach als nächster Schritt der gedankliche Verzicht auf die Rache und die Vorstellung einer positiven, für mich befriedigenden Lösung.

Durch das Aufspüren negativer Gefühle und meinen Willen, diese durch meine gedankliche Arbeit ins Positive kehren zu können, wird mein Inneres gestärkt. Denn jede Lösung, die weder in mir noch in anderen Zerstörerisches, also Krankes, auslöst, führt zu innerer Ruhe und Ausgeglichenheit. Im Lauf der Zeit lernt man zu begreifen, daß alles Negative, alles sogenannte Böse seine Wurzeln in der Qual der Hilflosigkeit hat. Dies alles läßt auch ein neues Verständnis mitmenschlicher Reaktionen gegenüber zu. Das Bedürfnis, Gleiches mit Gleichem zu vergelten, wird abgebaut.

Ich möchte mit der Schilderung meiner Erfahrungen zeigen, daß ein solcher Weg jedem möglich ist, der dies will. Grundvoraussetzun ist das bewußte Wollen und Streben nach einer positiven Lebenseinstellung, aus der die Kraft geschöpft wird, mit Schwierigkeiten jeder Art fertig zu werden.

Ich weiß heute nicht, ob mir mein Augenarzt einmal bescheinigen wird, daß ich 0 (= null) Dioptrien habe. Ich weiß aber, daß ich im Alter nicht erblinden werde wie mein Vater. Ich erlebe einen langsamen, aber stetig fortschreitenden Genesungsprozeß und eine zutiefst beglückende Sinngebung für mein Leben.

Dieses Buch ist ein Beitrag dazu.

Gustav U., 30, Buchhalter und Laufsportler

Er besuchte im Juni 1984 einen Sehtrainingskurs (kurzsichtig, minus 3,5 Dioptrien). Er kämpfte zu Beginn seines Sehtrainings mit zwei subjektiv für ihn sehr großen Schwierigkeiten: Er war als eines von 8 Kindern und aus sehr bescheidenen Verhältnissen stammend von Kindheit an nicht gewohnt, daß besonderes »Augenmerk« auf ihn gelegt worden wäre. Sich selbst, seine Gefühle wichtig zu nehmen, ja darüber zu sprechen, war sehr schwierig für ihn.

Daß er ein recht erfolgreicher Hochleistungssportler war, war sein zweites spezielles Problem: Er war ganz besonders intensiv und konsequent auf Leistung »programmiert«, und es war für ihn harte persönliche Arbeit, sich in bezug auf das Sehtraining erst einmal von der Anspannung des Erfolgszwangs zu befreien.

Nach etwa einem halben Jahr, so lange brauchte er, um mit seinen Übungen wirklich zurechtzukommen, begann ihm zweierlei zu gelingen: Er wagte, erstmals in seinem Leben, mit anderen Menschen frei zu reden und kam fast den ganzen Tag ohne Sehhilfe aus. Er trägt sie nur noch dann, wenn er sie unbedingt braucht, und hat inzwischen auch 1 Dioptrie weniger.

Auch er erlebt immer wieder ein plötzliches scharfes Sehen und vermag dieses »Scharfsehen« oft minutenlang zu »halten«.

Hugo V., 13, Gymnasiast

Er nahm gemeinsam mit seiner Mutter einige Monate lang Einzelstunden. Er lernte vor allem, spielerisch seinen Körper, seine Augen und natürlich auch seine Psyche zu entspannen. Er lernte auch zu beobachten, zu welchen Zeiten oder Gelegenheiten er besser bzw. schlechter sieht.

Nachdem er sich einer kleinen Operation unter Vollnarkose unterziehen mußte, erzählt er: »Ich hab' mich gar nicht getraut, das jemandem zu erzählen, weil man es mir vielleicht nicht glaubt, aber als ich aus der Narkose aufgewacht bin, habe ich drei Tage lang ganz scharf gesehen. Dann war alles wie vorher.«

Ich habe über diesen Fall mit einem uns bekannten Augenarzt gesprochen, der sich seit langem mit Sehtraining auseinandersetzt. Er meinte, hier handele es sich vermutlich um einen typischen Fall von Kurzsichtigkeit durch Streß, der eine Verkrampfung des Ziliarmuskels auslöse.

Durch die Narkose »entspannt«, habe der Junge logischerweise »normal« gesehen, ehe er seine Umwelt wieder mit dem gewohnten überanstrengten Bewußtsein wahrnahm.

Der Augenarzt des Jungen hatte ein ständiges Tragen der Brille verordnet. Der Augenarzt, mit dem ich sprach, meinte, hier sei es wohl ratsam zu prüfen, ob nicht ein teilweises Tragen der Brille, nur bei unbedingter Notwendigkeit, angezeigt sei.

Ich meine, daß gerade bei Kindern, die heute mehr denn je unter Fehlsichtigkeit leiden, die grundsätzliche Überlegung, eine Brille als »Medikament« zu verwenden, nicht verantwortungsbewußt ist. Wenn man die hohe Regenerationsfähigkeit im jugendlichen Alter in Betracht zieht, ist es nicht einzusehen, warum man diese gerade dem Auge durch Fixierung auf den Überforderungszustand mit einer Brille verwehrt.

Elisabeth H., 21, Hausfrau

Sie ist weitsichtig mit plus 2,5 Dioptrien und lernte sehr rasch, an sich die Zusammenhänge von Streß und schlechterem Sehen sowie Entspannung und besserem Sehen zu beobachten und durch Übungen und Verhaltensänderungen zu beeinflussen. Sie konnte innerhalb weniger Monate nach Beginn des Sehtrainings in entspanntem Zustand mühelos ohne Brille lesen.

Gertraud M., 25, Pharmazeutin

Sie ist kurzsichtig mit minus 0,5 und 2,5 Dioptrien. Sie klagte bei Kursbeginn über so extreme Lichtempfindlichkeit, daß sie ohne ihre getönten Gläser nicht auskommen könne. Sie begann sich nach und nach mit dem Sonnen anzufreunden und es regelmäßig zu trainieren. Nach einigen Monaten brauchte sie ihre Brille nur noch in Streßsituationen, vor allem, wenn diese an ihrem Arbeitsplatz auftraten.

Wolfgang P., 21, Soldat

Er ist kurzsichtig mit minus 5,25 und 4,75 Dioptrien. Er lernte durch ein ganzheitlich praktiziertes Sehtraining sehr rasch, ohne Sehhilfe besonders gut zurechtzukommen. Dies war für ihn existentiell wichtig, da man ihn aufgrund seines Sehfehlers nicht zur Fallschirmspringerprüfung zulassen wollte. Er springt nach einigen Monaten Sehtraining ohne Sehhilfe und wird zur Prüfung zugelassen. Damit steht ihm auch die Offizierslaufbahn offen.

Werner A., 45, Bankangestellter

Kurzsichtig mit minus 9,5 und 9 Dioptrien. Nach einem dreiviertel Jahr konsequenten Sehtrainings und völligem Verzicht auf die Sehhilfe bewältigte er den Alltag ohne Brille bzw. Kontaktlinsen. Bei Messung durch den Augenarzt ergab sich keine Verbesserung der Dioptrienzahl. Die Sehleistung schwankt: Das ist der Beweis für lebendiges Geschehen im Auge.

Katharina C., 24, Studentin der Psychologie

Kurzsichtig, minus 6,25 und 6 Dioptrien. Nach einem Jahr Sehtraining hatte sie 1 ¾ Dioptrien weniger. Sie sagt: »Ich habe gelernt, daß ich nicht so blind bin, wie ich früher geglaubt habe. Ich bin ohne Brille so sicher geworden, daß ich oft gar nicht bemerke, daß ich sie nicht aufhabe. Oft sitze ich im Auto, starte, und mir fällt ein, daß ich ja ohne Brille bin.« Sie trägt die Sehhilfe bei Bedarf, macht nach einem Jahr keine Übungen mehr, bemüht sich jedoch um bewußtes Sehen und das Beweglichhalten der Augen.

Sophie B., 47, Hausfrau

Sie besuchte im Januar 1984 einen Sehtrainingskurs. Rechtes
Auge: 16 Dioptrien, kurzsichtig, linkes Auge sprach auf Messun-
gen nicht an. Sophie B. machte konsequent ihre Augenübungen,
versuchte, sooft wie möglich ohne Brille auszukommen. Bereits
nach einem Monat Sehtraining ging sie ohne Sehhilfe einkaufen.
Sie steigt in aufrechter Haltung angstfrei auch Treppen. Mitte
Mai 1984 hatte sich ihr rechtes Auge um 2 Dioptrien gebessert,
das linke Auge begann zu reagieren: Sie erkannte Gegenstände in
etwa 7 m Entfernung. Sophie B. liest inzwischen zum Teil ohne
Brille. Wenn sie dies bewußt tut, liest auch schon ihr linkes Auge
mit. Sie beginnt, räumlich zu sehen.

Elfriede S., 41, Angestellte

Kurzsichtig mit minus 10 Dioptrien und astigmatisch, übte sie die
ersten Monate nach Beginn des Sehtrainingskurses konsequent,
trug die Brille nur noch im Büro und dort ausschließlich in Streßsituationen. Nach einigen Monaten besserte sich ihre Kurzsichtigkeit um 2,5 Dioptrien, ihr Astigmatismus um 1 Dioptrie.
Bei der letzten Kontaktaufnahme etwa 2 Jahre nach Beginn des
Sehtrainingskurses, kam sie ohne Sehhilfe, außer in Streßsituationen, gut zurecht. Sie hatte mit den Übungen gänzlich aufgehört,
nur das tägliche Sonnen war für sie ein unbedingtes »Muß« geworden. Um bewußtes Sehen bemüht sie sich nach wie vor.
Stärkster Nebeneffekt: größere Selbstsicherheit.

Susanne H., Taxi-Unternehmerin und Besitzerin eines Bioladens

Sie besuchte im Frühjahr 1985 einen Sehtrainingskurs, trug Brille
bzw. Kontaktlinsen mit minus 6,5 Dioptrien. Nach einem halben
Jahr verschrieb ihr der Augenarzt eine um 1,25 Dioptrien schwächere Brille. Weihnachten 1985, bei der letzten Kontaktaufnahme, war ihr auch diese Brille wieder zu stark.

Frau H. trägt ihre Brille inzwischen nur bei Bedarf. Nachdem sie mehrere Monate konsequent ihr Übungsprogramm absolviert hatte, pendelte sie sich nach einem halben Jahr auf Entspannungsübungen bei Bedarf ein, z. B. Auflockern des Gesichts, mehrmals am Tag, sowie regelmäßiges Sonnen. Ihr wichtigster »neuer Automatismus«: bewußte Reflexion in Form von Selbstgesprächen. Abgesehen vom »Besprechen« ihrer gegenwärtigen psychischen Situation machte sie sich selbst immer wieder, dies auch halblaut aussprechend, darauf aufmerksam: »Du starrst schon wieder, du denkst schon wieder nicht an das, was du tust.«

Diese Dialogbereitschaft mit sich selbst habe »automatisch«, wie sie sagt, auch neue Dialogbereitschaft mit ihrer Umwelt mit sich gebracht. Früher habe sie sich bei Problemen mit Leuten immer zurückgezogen, jetzt versuche sie, über auftretende Probleme zu reden.

Frau H. unterstützt ihr Sehtraining außerdem durch bewußte Umstellung der Ernährung auf Vollwertkost. Ihr neues Körper- und psychisches Gefühl vereinigt sich für sie in sehr schöne Erlebnisse von völliger Scharfsichtigkeit: »Im Herbst 1985 – es war ein besonders schöner und sonniger Tag, und ich befand mich in einem sehr entspannten Zustand – blickte ich von der Gloriette (höher gelegener Aussichtspunkt im Park von Schloß Schönbrunn, Wien) hinunter auf das Schloß. Plötzlich, meine Augen waren ganz feucht geworden, sah ich das Schloß ganz scharf, alle Fenster, die Fensterrahmen, die Konturen... dann verging das »Wunder«, als das ich es empfand, wieder. Aber oft, wenn ich mit mir allein bin... kommt dieses Erlebnis wieder...«

Meditationstext zum Augentraining

Zum Abschluß und sozusagen als Ausklang für dieses Buch hier noch der im Übungsteil versprochene Abdruck des von mir entwickelten Meditationstextes für Ihre Augen. Ich wünsche Ihnen, daß er seinen Zweck an Ihnen – und Ihren Augen – erfüllt. Daß er nicht nur Ihre Augenmuskeln, Ihre Fusions- und Akkommodationsfähigkeit trainiert, sondern Sie anregt zu neuem, bewußtem, beweglichem Sehen und zum Aufbau positiver, selbsterarbeiteter Gefühle, die aus bewußt gewollter visueller Wahrnehmung kommen.

Wir wollen jetzt miteinander in einen Garten gehen. Einen Garten, in dem uns ein Spaziergang guttut . . . wo es ruhig ist . . . die Luft angenehm . . . wo wir nur das große Tor öffnen müssen, vor dem wir jetzt stehen, um einzutreten.
Lassen Sie den Blick dieses schöne schmiedeeiserne Tor abwärtsgleiten . . . wie kunstvoll es geschmiedet ist . . . lassen Sie die Augen langsam diesen Zierat hinaufwandern . . . und wieder hinunter bis zur Mitte, wo der schöne Griff eingelassen ist . . . den wir jetzt hinunterdrücken . . . Wir treten ein . . .
Weit nach hinten schweift unser Blick . . . Hügel sind in der Ferne zu sehen . . . weit ganz links . . . und wieder zurück . . . weit bis ganz nach rechts. Streifen Sie die grünen Hügel mit Ihren Blicken . . . weit . . . von links . . . nach rechts . . . Plötzlich, ganz nah . . . Sie sehen den Springbrunnen . . . das Wasser schießt in kräftigem Strahl hinauf, biegt nach links ab, fällt in den ruhenden

Wasserspiegel, biegt nach rechts ab . . . fällt in den ruhenden Was-
serspiegel.
Schön . . . die sich leicht bewegende Wasseroberfläche zu betrach-
ten . . . die Augen machen sie mit, die kleinen Wellenbewegun-
gen . . . lebendig sind die Augäpfel dabei, wie kleine Fische zucken
sie hin und her . . . sie arbeiten kräftig . . . Ruhen sich ein wenig
aus . . . im Dunkel, das ohne Vorstellungsbild kommt.
Da . . . hell ist der ganze Himmel . . . so hell, daß Ihre geschlosse-
nen Augen wie geblendet sind . . . schauen Sie der großen weißen
Wolke nach, wie rasch sie über den Himmel zieht . . . von links
nach rechts . . . eine rasche Wolke von schöner Gestalt.
Sie bücken sich jetzt in Ihrer Vorstellung. Sie pflücken die Glok-
kenblume, die direkt vor Ihnen gestanden ist. Betrachten Sie sie
genau. Von unten nach oben den ganz dünnen Stengel, umkreisen
Sie mit Ihren Augen die schöne Glockenform . . . oben die runde
Wölbung . . . hinunter . . . die Zacken hinauf, hinunter, wieder
hinauf, wieder hinunter . . . da fällt sie zu Boden . . . folgen Sie ihr
mit dem Blick . . . Ruhen Sie sich im grünen Gras mit den Augen
wieder aus . . . gut tut es . . . das Grün . . .
Sie sehen eine Margerite darin . . . ganz leicht entsteht das Bild vor
Ihnen . . . die länglichen weißen Blätter . . . in der Mitte . . . rund
und gelb . . . versuchen Sie, sich diese runde gelbe Fläche vorzu-
stellen . . . kreisrund . . . und rundherum die weißen Blütenblät-
ter . . . Ihr Blick schweift rechts ab . . . schweift wieder in die Fer-
ne . . . eine Gruppe von Birken sehen Sie inmitten des Bildes, das
der Garten Ihnen bietet . . . Ihr Blick verharrt auf dieser kleinen
Gruppe von Birken . . . 7 weiße Stämme sind es . . . lassen Sie den
Blick diese Stämme hinauf- und hinuntergleiten . . . hinauf und
hinunter . . . hinauf und hinunter . . . hinauf . . . die Kronen der
Bäume schwanken vor Ihren Augen sanft hin und her . . . hin und
her . . . hin und her . . . da . . . ein Vogel . . . pfeilschnell hebt er
den kleinen dunklen Körper in die Luft . . . steigt hinauf in den
Himmel . . . helle Fläche wiederum . . . Stille . . .

Schulen für ganzheitliches Sehen

Bundesrepublik Deutschland
Kontaktadresse:
Dipl.-Psych. Micha Krenz
Wetzsteinstraße 5
D-35390 Gießen
Tel. (06 41) 3 63 46

Schweiz
Kontaktadresse:
Franz Lüthi
Im Buech 9
CH-9247 Henau
Tel. (71) 9 51 22 70

Österreich
1. Wiener Sehtrainingsschule
Augenentlastende Maßnahmen
bei Bildschirmarbeit für Firmen
und Einzelpersonen
Harry Spitzer
Schönbrunner Allee 40
A-1120 Wien
Tel./Fax (1) 8 12 19 20

Alle diese Schulen können Sie – außer in Österreich – an eine in
Ihrer Nähe liegende ganzheitliche Sehschule weiterverweisen.

Sachregister

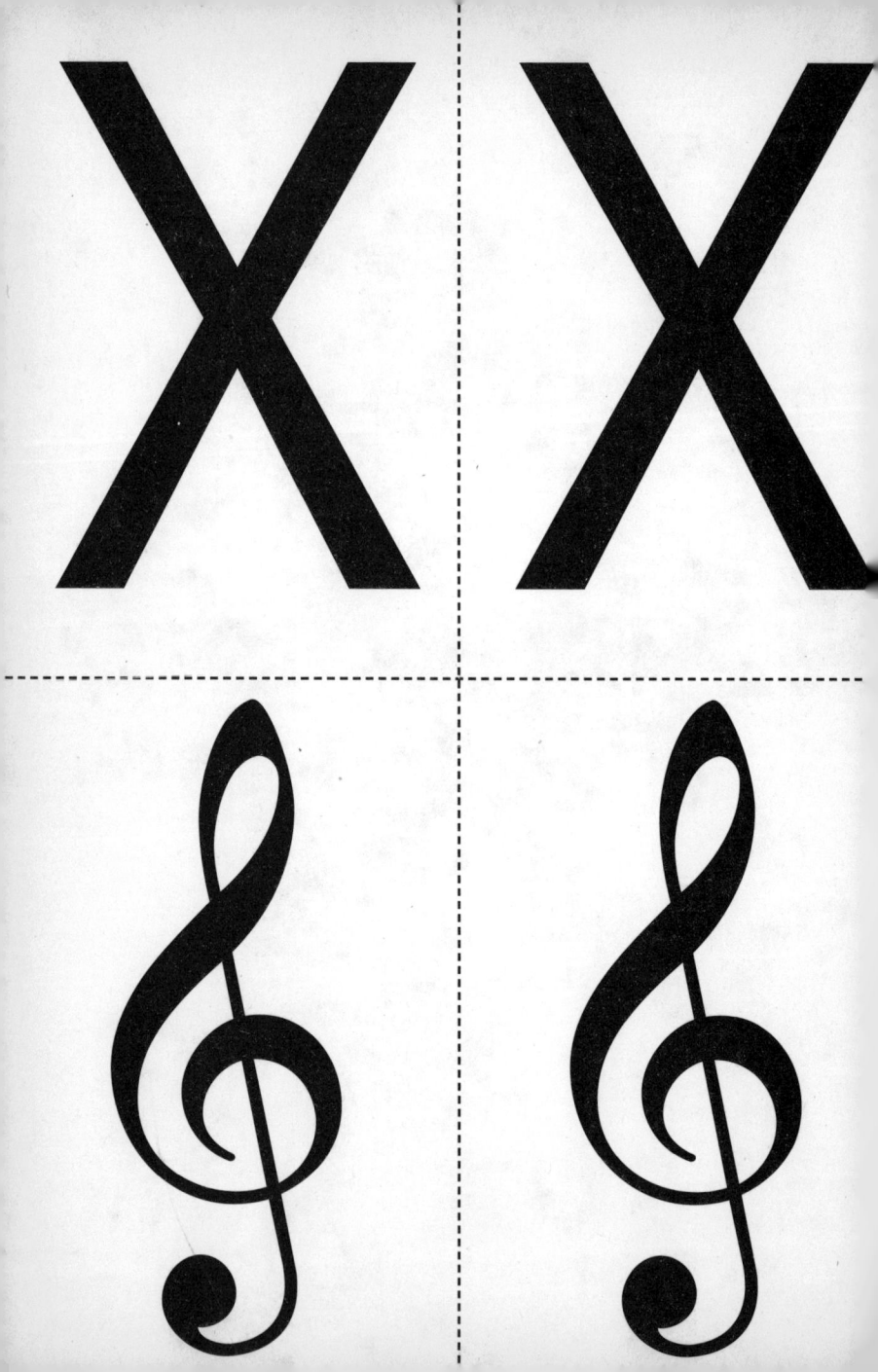